常见风湿免疫病

健康知识系列丛书

强直性脊柱炎健康知识

总 编◎马武开 姚血明 唐 芳
主 编◎安 阳 马武开 姚血明

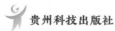
贵州科技出版社

图书在版编目（CIP）数据

强直性脊柱炎健康知识/安阳,马武开,姚血明主编. —— 贵阳：贵州科技出版社,2023.3

（常见风湿免疫病健康知识系列丛书/马武开,姚血明,唐芳总编）

ISBN 978-7-5532-1109-1

Ⅰ.①强… Ⅱ.①安… ②马… ③姚… Ⅲ.①脊椎炎—防治—基本知识 Ⅳ.①R593.23

中国版本图书馆CIP数据核字(2022)第137595号

强直性脊柱炎健康知识

QIANGZHIXINGJIZHUYAN JIANKANG ZHISHI

出版发行	贵州科技出版社	
地　　址	贵阳市观山湖区会展东路SOHO区A座（邮政编码：550081）	
网　　址	http://www.gzstph.com	
出 版 人	王立红	
经　　销	全国各地新华书店	
印　　刷	贵州新华印务有限责任公司	
版　　次	2023年3月第1版	
印　　次	2023年3月第1次	
字　　数	130千字	
印　　张	5.25	
开　　本	889 mm×1194 mm　1/32	
书　　号	ISBN 978-7-5532-1109-1	
定　　价	20.00元	

常见风湿免疫病健康知识系列丛书
编 委 会

总 编: 马武开　姚血明　唐　芳

副总编: 周　静　黄　颖　安　阳　侯　雷

　　　　刘正奇　钟　琴

编 委: 马武开　姚血明　唐　芳　周　静

　　　　黄　颖　安　阳　侯　雷　刘正奇

　　　　钟　琴　曾　苹　陈昌明　曹跃朋

　　　　徐　晖　宁乔怡　兰维娅　蒋　总

　　　　陆道敏　凌　益　刘　灿　王　莹

　　　　杨玉涛　黄　聪　王秋燚

编写单位: 贵州中医药大学第二附属医院

前 言
Preface

    强直性脊柱炎是一种以骶髂关节炎及中轴关节病变为特征的慢性炎性脊柱关节病。临床表现为脊柱和外周关节炎症，可伴有眼、肺、心血管和肾等多系统损害。早期的主要典型表现为炎性腰背疼痛，或伴足跟痛。由于早期病症表现有较强的迷惑性，或是接诊医生未能足够重视，导致强直性脊柱炎经常被误诊，被当作腰椎间盘突出症、肌肉劳损等病症，多数患者常就诊于骨科、推拿科等，使病情未能及时得到有效控制，逐渐损毁脊柱关节，导致患者生活质量降低，最终到风湿免疫科就诊时，大多数患者疾病已发展到中后期，给治疗带来较大困难。为了普及强直性脊柱炎相关健康知识，提高人们对此病的认识，减少漏诊率、误诊率，同时也为一线临床医生提供参考，我们组织风湿免疫科医生查阅相关文献后编写了《强直性脊柱炎健康知识》。

编 者

2022 年 10 月

目 录

Contents

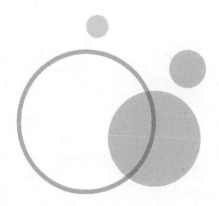

第一章　强直性脊柱炎概述

🩺 01 什么是强直性脊柱炎

强直性脊柱炎是一种较常见的慢性致残性自身免疫病，是脊柱关节病中具有代表性的疾病。其病因目前仍不明，发病可能与人类白细胞抗原B27（HLA-B27）有关，以侵犯骶髂关节等中轴关节为特征，多呈上行性发展，逐渐累及脊柱，也可累及四肢大关节，最后出现脊柱的纤维强直、骨性强直。我国强直性脊柱炎的患病率约为0.25%，男女患病比例约为3：1。

2000多年前，古希腊希波克拉底就记录了某类疾病的表现，有腰骶、颈椎等部位的疼痛，与强直性脊柱炎表现类似。我国的类似记载出现得也很早。《素问·痹论篇》曰："肾痹者，善胀，尻以代踵，脊以代头。"《素问·生气通天论》记载："阳气者，精则养神，柔则养筋，开阖不得，寒气从之，乃生大偻。"这些记载都是对强直性脊柱炎在临床表现和发病机制方面的描述。20世纪50年代，强直性脊柱炎在我国被称为类风湿性脊柱炎或中枢型类风湿性关节炎。随着医学技术的发展，人们对此病的认识进一步深入，发现患者血清中往往没有类风湿因子，反而是HLA-B27多阳性，因此1963年国际抗风湿病联盟把它命名为强直性脊柱炎，1982年我国也采用了该病名，并把强直性脊柱炎归入血清阴性脊柱关节病的分类中。

02 什么是中轴关节

中轴关节是和分属四肢的外周关节（肘、腕、膝、踝等）相对而言的，指中轴骨及其与相邻骨骼形成的关节，位于人体中轴线的区域，包括骶髂关节、寰枢关节、寰枕关节等，以及胸锁关节、髋关节等。上述关节都是强直性脊柱炎的好发部位，因骨骼融合后会丧失中轴骨的活动功能，所以被称为"强直"。传统中医认为中轴一线属督脉所主，中轴两旁属太阳膀胱经循行部位，其生病与这些经脉所主的阳气损伤有关。

03 什么是血清阴性脊柱关节病

血清阴性脊柱关节病是我国对累及脊柱关节一类疾病的概括性说法，最初指血清类风湿因子阴性且脊柱关节受累的疾病，包括强直性脊柱炎、赖特综合征、银屑病关节炎及肠病性关节炎等。之所以把这几种疾病归为一类，是因为它们在临床上有许多相同之处，如血清中类风湿因子多阴性，且都以脊柱相关关节为主要受累部位，有一定的家族聚集发病倾向。为了有别于血清类风湿因子阳性和主要是脊柱关节以外的外周关节受累的一些疾病（如类风湿关节炎等），临床上提出了血清阴性脊柱关节病这一病名。

04 强直性脊柱炎的最新流行病学情况是什么

国内外相关研究资料显示，强直性脊柱炎患者 HLA-B27 阳性率为 85% ~ 90%，而健康人群的阳性率为 5% ~ 10%，提示 HLA-B27 是疾病遗传所必需的基因。除与强直性脊柱炎有关外，HLA-B27 还被认为与多种疾病相关，包括心脏瓣膜病、心脏传导系统疾病、免疫系统的功能失常或某些传染性疾病。相关研究表明，HLA-B27 和内质网氨肽酶存在基因与基因之间的交互作用，它们可能参与了同一致病通路，共同导致强直性脊柱炎。因此，监测 HLA-B27 有助于国家卫生机构制定强直性脊柱炎及其他相关疾病的防治策略。强直性脊柱炎常常被误诊，原因很多，一方面是患者发病时多为青年和中年阶段，将症状误以为是腰酸背痛而忽略或延误就医；另一方面是医生的相关知识储备不足，缺乏诊断此病的能力与警觉性。

05 强直性脊柱炎病变是如何发生和发展的

强直性脊柱炎病变主要在肌腱、关节囊骨附着点，主要呈现慢性、破坏性炎症，继发性病变为韧带修复性骨化。一般病变始发于骶髂关节，逐步沿脊柱向上蔓延，直至累及全脊柱且出现融合强直。这种病变的过程可以停止在任何阶段或部位，属于自限性疾病。有时也会开始于颈椎并向下蔓延累及双侧的髋关节，但是很少会累及膝关节和上肢的关节。

06 强直性脊柱炎如何分类

根据不同的临床表现可将强直性脊柱炎分为不同类型。按照受累关节，可分为中轴关节型和外周关节型。中轴关节型主要是累及脊柱关节等，早期以腰背疼痛为主，后期以脊柱关节炎性强直、关节活动丧失为特征；外周关节型则是以四肢大关节的炎症损伤为典型表现，同时伴有脊柱关节受累，发病年龄较小的患者较多见，病情往往较重且发展较快，容易出现关节损坏。

按照脊柱损伤后的形态，可分为弯曲型和直型。在强直性脊柱炎发病过程中，患者会因疼痛而出现不同的躯体状态，以致脊柱在后期僵直变化时出现向前弯曲和竖直两种状态。因为脊柱向前弯曲会使胸腔和腹腔的空间缩小，内部器官被挤压，导致内部器官功能出现异常，所以强直性脊柱炎的脊柱"宁愿直，不宜弯"。

07 强直性脊柱炎的发病因素有哪些

强直性脊柱炎的病因尚未完全明确，目前认为有下列几个方面：

（1）遗传因素：对家族和双胞胎的长期研究已经明确强直性脊柱炎具有很强的遗传特性，普通人群发病率仅为 0.1%，而强直性脊柱炎患者的兄弟姐妹发病率高达 9.2%。20 世纪的相关研究已经发现 HLA-B27 与强直性脊柱炎发病密切相关。

（2）免疫因素：强直性脊柱炎是一种自身免疫病，是在患者病变的骨关节及滑膜组织内出现大量炎性 T 细胞、单核巨噬细胞浸润，引起进行性炎症进而造成关节不可逆转的骨化强直。T 细胞应答和 Th1/Th2 细胞因子平衡的偏移在强直性脊柱炎慢性炎症的发生、发展中起重要作用。相关研究发现，强直性脊柱炎患者外周血干扰素 - γ 和肿瘤坏死因子 - α 水平下降，白细胞介素 -4 无明显改变。

（3）其他：有研究表明强直性脊柱炎患者的下丘脑 - 垂体 - 肾上腺轴受损。通过对 49 例强直性脊柱炎患者及 20 例健康对照者进行观察研究发现，强直性脊柱炎患者及对照者在年龄、性别、腰围等无明显差异的情况下，两组人的基础激素量并无明显差别，但在注射小剂量促肾上腺皮质激素后，强直性脊柱炎患者的激素分泌无明显增加，提示内分泌因素很可能是强直性脊柱炎的病因之一。

08 判断强直性脊柱炎存在一定的家族遗传倾向的依据是什么

微小核糖核酸（RNA）：微小 RNA 在强直性脊柱炎发病机制中具有重要的作用。多种微小 RNA 可通过多个分子通路对强直性脊柱炎成骨及破骨的发生和发展产生重要影响。随着未来相关研究的深入，微小 RNA 调控强直性脊柱炎的机制将进一步得到揭示，对强直性脊柱炎的诊断和治疗有重要意义。

脱氧核糖核酸（DNA）甲基化：DNA 甲基化是基因转

录的重要调控机制之一，与强直性脊柱炎的发生和发展密切相关。另外，HLA–B27 阳性强直性脊柱炎患者外周血中细胞因子信号传送阻抑物 1（SOCS–1）的甲基化水平明显高于 HLA–B27 阴性强直性脊柱炎患者。

09　强直性脊柱炎的发病与性别有没有关系

相关研究数据显示，强直性脊柱炎多发于 15 ～ 40 岁的男性，国外曾有报告指出男女患病比例为 9 ∶ 1，但是近年来的研究提示男女患病比例没有如此悬殊，只不过是由于女性起病隐匿，症状较轻，以及诊断水平有限而容易造成漏诊。

男性患者和女性患者主要有以下几个方面的不同：

（1）发病形式：男性患者起病急、发病早、症状重、病情发展快，而且多伴有低热、乏力、消瘦等全身症状；女性患者起病隐匿、症状较轻。

（2）临床表现：男性患者和女性患者发病后的受累关节不同。男性患者以腰骶部、颈椎、髋关节疼痛多见；女性患者以腕、肘、膝等外周关节肿痛多见。

（3）致残情况：强直性脊柱炎病情发展过程中，男性患者腰椎、颈椎、髋关节受累多见，致残率高；女性患者耻骨联合受累多见，整个脊柱受累少见。

（4）病情轻重不同：男性患者比女性患者病情重，男性患者预后更差。

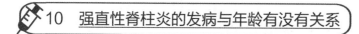

10　强直性脊柱炎的发病与年龄有没有关系

　　强直性脊柱炎虽然在各个年龄段均可发病，但好发于青中年男性；发病年龄越小，临床表现往往越严重。目前对于强直性脊柱炎的发病与年龄的关系仍没有定论。部分强直性脊柱炎患者因起病隐匿，病情发展缓慢，临床表现也不明显，再加上未能及时就诊于风湿免疫科而导致误诊、延诊，待确诊时疾病已发展到中后期，不能准确判断发病的实际年龄。

11　强直性脊柱炎的发病与饮食有没有关系

　　关于强直性脊柱炎的发病与饮食的相关性，目前仍没有定论。但是强直性脊柱炎患者日常饮食需要注意以下几点：

　　（1）宜进食高蛋白、高纤维素、高热量、易消化的食物。强直性脊柱炎患者长期慢性消耗，常有低热、肌肉萎缩、贫血等症状，以及蛋白质摄入不足的现象，故应增加优质蛋白和高纤维素食物的摄入。高蛋白食物是指一些植物蛋白和动物蛋白含量高的食物，如奶制品、禽蛋类、肉类、鱼类、豆类等。高纤维素食物有蔬菜、水果、粗粮等。

　　（2）宜适量选食富含维生素 E、维生素 C、维生素 A、B 族维生素等的蔬菜、水果等，如萝卜、豆芽、紫菜、洋葱、海带、木耳、草莓、乌梅、香蕉，以及含水杨酸的西红柿、柑橘、黄瓜等。因强直性脊柱炎患者长期处于慢性消耗状态，多有缺乏维生素 A、维生素 C 等的现象，故宜进食富含维生素的食物。维生素能帮助人体生长和组织修复，促进新陈代谢，维持神经和骨骼系统正常功能。

（3）宜吃富含组氨酸、精氨酸、核酸和胶原的食物，如动物血、蛋、鱼、土豆、鸡肉等。这是因为这些食物能增强免疫力，促进胶原组织合成，增加骨密度，促进关节修复，有利于促进强直性脊柱炎患者的康复。

（4）宜多吃含钙量和含锌量高的食物，如排骨、奶制品、葡萄干、芝麻、核桃等。这是因为这些食物能增强免疫力，补充骨质代谢的正常需要，改善骨质疏松。强直性脊柱炎患者多伴有钙、锌的缺乏，会导致骨质被破坏、骨质疏松加重、疼痛加重，所以多进食含钙量和含锌量高的食物非常重要。

12 强直性脊柱炎的发病与饮酒有没有关系

一般情况下，强直性脊柱炎的发病和饮酒的关系不大。少量饮酒在一定程度上可减轻患者精神方面的焦虑等，但如果患者有心脑血管疾病等，不建议饮酒。

13 强直性脊柱炎的发病与药物有没有关系

目前还没有使用药物导致强直性脊柱炎的相关报道。

14 强直性脊柱炎的发病与天气变化有没有关系

目前还没有强直性脊柱炎的发病和天气变化有关的报道，但是天气变化往往会加重病情和患者的疼痛感，尤其在天冷的时候疼痛感会明显加重。因此，患者平时要注意保暖，适当运动，增强免疫力。疼痛严重时可口服非甾体抗炎药治疗。

15 强直性脊柱炎的发病与生活不规律有没有关系

生活不规律与强直性脊柱炎的发病没有明确的关系，但是患强直性脊柱炎后生活不规律往往是导致疾病发展的不良因素，所以提倡患者规律、健康地生活。

（1）保持良好的心态：强直性脊柱炎病程绵长，发病时不少患者坐立难安。所有患者都迫切希望能早日痊愈，导致他们在治疗过程中存在急躁情绪，对长期治疗缺乏足够的思想准备，有的患者甚至对治疗失去信心，半途而废。患者在治疗过程中应保持良好的心态，做到顺其自然、放松心情、坦然面对。

（2）保持正确的生理姿势：为了防止脊柱畸形和僵直现象的发生，患者在休息的时候一定要保持合适的体位，睡觉的时候最好采取仰卧位，不垫枕头，睡硬板床；站立的时候尽量挺胸收腹；取坐位时最好桌子高一些，椅子矮一些，保持脊柱呈一条直线。应当避免引起持续性疼痛的体力活动。

（3）功能性锻炼：长期卧床不活动易导致关节粘连、僵直和肌肉萎缩，所以患者如果不是疼痛特别严重必须卧床休息的，应适当活动，如坚持做扩胸运动、深呼吸、锻炼下肢等。

16 为什么感染可能导致强直性脊柱炎的发生

在强直性脊柱炎的病因中，感染因素占有很大比重。与强直性脊柱炎相关的感染有肠道感染、生殖道感染、其他感染。

（1）肠道感染：肠道感染可引起强直性脊柱炎的结论是经过长期实践证明的。曾有研究团队对强直性脊柱炎患者进行大便细菌培养，结果显示，患者肺炎克雷伯菌阳性率达79%，而正常人群为30%；另外，还发现患者血清肺炎克雷伯菌抗体水平明显升高，表明强直性脊柱炎的发病与肠道感染有关。近年来柳氮磺吡啶治疗强直性脊柱炎的疗效较好，也进一步支持了肠道感染与强直性脊柱炎的发病有关的观点。

（2）生殖道感染：资料统计发现，部分强直性脊柱炎男性患者有前列腺炎、精囊炎，因此认为生殖道感染是强直性脊柱炎重要的诱发因素。感染通过淋巴系统从前列腺、精囊等扩散到骶髂关节、骨盆，再扩散进入体循环而引起系统性症状和肌腱、葡萄膜等的病变。

（3）其他感染：如结核感染、局部感染等。

17 强直性脊柱炎是不是终身疾病

强直性脊柱炎是一种免疫系统功能紊乱所致的慢性、炎症性疾病，目前尚不能根治，所以是终身疾病，需要长期进行治疗。常用的药物主要有非甾体抗炎药、免疫抑制剂、生物制剂。早诊断、早治疗是防止脊柱关节强直、保护脊柱关节功能、保证患者生活质量的重要原则。

18　强直性脊柱炎是不是不治之症

强直性脊柱炎属于难治性疾病，不能根治，可能导致患者关节畸形、残疾等，但不是不治之症，只要及早诊断，坚持治疗，合理用药，并坚持随诊，是可以明显改善预后的。强直性脊柱炎的治疗目前主要是缓解症状，减缓病情发展，以及使患者保持良好姿势。

19　强直性脊柱炎会不会影响寿命

强直性脊柱炎一般是不会明显影响患者寿命的，但是会导致关节融合、强直，影响关节的活动度，还会导致胸廓的运动减少，患者会出现胸闷、心慌等症状。因脊柱关节畸形及功能丧失，患者可能出现心、肺等器官功能异常，可能并发危及生命的其他疾病。对患者寿命有影响的主要是强直性脊柱炎病情发展，如果及时中断病情发展，没有出现一些严重的并发症、外伤等，患者的生存时间还是比较长的。但是如果长期卧床，患者关节活动度会降低，生活质量也会相应降低，少部分患者甚至会死亡。如今大众的生活质量普遍提高了，对疼痛及疾病的认识也提高了，就医环境也改善了，很多强直性脊柱炎早期就能被发现，所以目前病情发展到中后期的患者比较少。

20 强直性脊柱炎会不会传染

强直性脊柱炎是自身免疫病，不会出现传染的现象。强直性脊柱炎主要致病因素之一是遗传因素，所以强直性脊柱炎患者的子女患病概率较高，其中 HLA–B27 这个基因位点如果是阳性的，遗传概率就更高了。

21 强直性脊柱炎患者可不可以生孩子

强直性脊柱炎患者及时应用药物干预，病情稳定后，能够生孩子，不影响其日常生活。只是女性患者生孩子要趁早，在脊柱没有强直，骶髂关节没有完全融合，髋关节没有被破坏之前完成生育计划。男性患强直性脊柱炎以后对生育没有任何影响，只是在备孕期不要服药。需要注意的是，一切都需要在病情稳定的情况下进行，若需要使用药物须咨询专科医生，避免应用影响胎儿发育的药物。

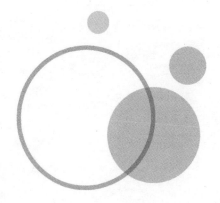

第二章　强直性脊柱炎的临床表现

01　强直性脊柱炎有什么症状

　　强直性脊柱炎早期可表现为下腰、骶髂部、臀部、腹股沟等部位的疼痛或不适，疼痛多在一侧呈间断性发作；还可能出现腰部发僵的症状，晨起或久坐后起立时发僵最为明显，活动后可减轻，呈典型的炎性疼痛表现。除了脊柱关节发炎所带来的疼痛之外，强直性脊柱炎还会因结缔组织钙化，导致脊柱永久性地僵硬变形。若再有骨量减少加上应力异常集中，会造成脊柱多处骨折。

　　（1）炎性腰背痛：炎性腰背痛是强直性脊柱炎早期最具特征的症状，患者多在腰骶部或背部出现钝痛，同时伴有晨僵、疲劳乏力等，疼痛以静息痛为特征，夜间、晨起或久坐后起立时明显，但活动后减轻。多数患者病情由腰椎向胸椎、颈椎发展，会出现相应部位疼痛、活动受限或脊柱畸形。

　　（2）外周关节炎：部分患者以外周关节炎为首发症状，主要表现为以髋关节、膝关节、踝关节、肩关节肿胀为主的单关节炎或少关节炎。青少年起病的患者常见以髋关节炎为首发症状，表现为髋部疼痛。青少年处于生长发育期，骨骼生长迅速，因此，青少年患者易发生髋关节畸形。

　　（3）附着点炎：附着点炎好发于足跟、足掌部，受累部位常有肿痛现象。

02　强直性脊柱炎随着疾病发展还会出现什么症状

　　由于强直性脊柱炎是一种慢性、系统性、全身炎症反应性疾病，除累及脊柱和外周关节外，还可累及其他器官，如眼睛、心血管、肺等。

　　（1）眼部病变：30% 左右的患者可出现眼部症状，以前葡萄膜炎多见，表现为眼红、眼痛、畏光流泪、视物模糊，多为急性单侧发作，也可双眼交替复发。前葡萄膜炎如果治疗不及时，可导致白内障、继发性青光眼，严重者可致失明。常见的治疗方法有东莨菪碱滴眼、眼周皮质类固醇注射等。相关研究表明，英夫利昔单抗可有效降低强直性脊柱炎患者的脉络膜厚度、初发前葡萄膜炎的风险及前葡萄膜炎的活动性，并有效预防前葡萄膜炎的发生和复发。

　　（2）心血管病变：2% ~ 10% 的患者有心血管系统表现，主要累及主动脉根部、传导系统，表现为主动脉炎、主动脉瓣关闭不全、心脏扩大，偶有心包炎及心肌炎，可出现胸闷、心悸等症状。采取预防措施降低心血管症状发生风险对强直性脊柱炎患者非常重要。适当锻炼和健康饮食是强直性脊柱炎治疗计划的一部分，也有助于降低患者并发心血管疾病的风险。

　　（3）肺部病变：主要表现为间质性肺炎、胸廓硬变和肺上部囊性纤维化，可出现胸痛、胸闷、气短，偶伴咳嗽、咳痰等症状。

　　（4）胃肠道病变：与胃肠道炎症、黏膜免疫有关，也可能与非甾体抗炎药的不良反应有关，可出现食欲缺乏、恶心呕吐、腹泻、便血和腹痛等症状。肠道中的炎症可导致胃痛、胃溃疡、腹泻等问题；严重者会出现克罗恩病或溃疡性结肠炎。除了药物治疗外，饮食限制和定期运动有助于控制炎症。

（5）神经系统病变：主要是慢性蛛网膜炎，形成的蛛网膜憩室压迫马尾神经和脊髓圆锥，表现为马尾综合征和腰骶神经受损症状，导致下肢或臀部神经根性疼痛。如果不及时治疗，马尾综合征可导致瘫痪和其他严重问题，通常需要紧急手术。

（6）皮肤黏膜病变：强直性脊柱炎皮肤黏膜受累相对于其他脊柱关节炎亚型少见，可表现为结节性红斑、溢脓性皮肤角化症、结膜炎和口腔溃疡等。

03　强直性脊柱炎的"炎性疼痛"有哪些特点

强直性脊柱炎对关节的损害，最先是侵犯骶髂关节，而后逐渐上行至腰椎、胸椎及颈椎。但也有少部分患者是先出现颈椎或几个脊柱节段同时受累而发病。除此之外，强直性脊柱炎还会侵袭髋关节、膝关节等。强直性脊柱炎的炎性疼痛主要表现为腰骶部酸痛不适，伴有晨僵，还可表现为臀部、腹股沟区的酸痛，症状可向下肢放射；静止休息时疼痛会加重，活动时疼痛减轻。夜间腰背部疼痛是典型症状，可影响患者睡眠质量，严重者可在睡眠中痛醒，需下床活动后才能重新入睡。

04 什么是附着点炎

　　附着点炎是指存在于附着点的炎症，又称肌腱端炎。附着点是指韧带、肌腱、筋膜、关节囊附着于骨质的部位。附着点炎好发部位为足跟、跟腱、足背、足底、坐骨结节、胫骨粗隆、胸锁关节、骶髂关节和棘突等，表现为相应部位的疼痛和（或）肿胀，是脊柱关节炎的特征性临床表现之一。

　　附着点炎病变最早发于韧带和关节囊附着部位，是肌腱端的非细菌性炎症病变，可使肌腱、韧带肿胀、疼痛。这些炎症多发于关节周围，会引起关节周围的肿胀。附着点炎病变初期以淋巴细胞、浆细胞浸润为主，以关节囊、肌腱、韧带水肿为主要病理表现。随着病情发展，附着点附近会发生骨髓炎症、水肿，进而形成肉芽组织，受累部位钙化、新骨形成，后在此基础上，又会有新的附着点炎发生，如此反复多次直至韧带骨化。

　　附着点的压痛是附着点炎的早期特点，也可以是部分患者的主要表现。常发生附着点炎的部位有胸肋关节、棘突、肩胛、髂骨翼、股骨大转子、坐骨结节、胫骨粗隆或足跟。胸椎受累，包括肋脊、横突关节及胸肋区，胸骨柄胸骨关节的附着点炎可引起胸痛并在咳嗽或打喷嚏时加重，有些患者诉吸气时不能完全扩胸。颈椎发僵、疼痛和棘突压痛常在起病数年后才出现，但部分患者早期就可能出现这些症状。

　　附着点炎影像学表现为肌腱和韧带的骨附着处的骨质糜烂与骨炎，以坐骨结节、髂嵴、跟骨、股骨大转子和棘突最常见。

病变初期，胫骨和跟骨粗隆区肌腱、韧带的水肿可表现为局部软组织肿胀，而其他位置较深的部位此表现不明显；随着病情发展，会逐渐出现附着点炎的 X 射线早期表现，可见附着点骨密度降低，随后局部骨皮质变薄、模糊，皮质下小囊变，于脊椎可见关节突关节面模糊；病情进一步发展，附着点骨皮质会被侵蚀破坏，表现为皮质局限性缺损，边缘毛糙呈虫蚀样，于脊椎可见关节突关节面毛糙、间隙不清；病情再进一步发展，附着点区会出现骨化，呈花边状或粗胡须状，垂直于骨面向外蔓延，从而形成附着点炎独特的不同于其他疾病的 X 射线表现。

05 强直性脊柱炎累及关节的主要表现有哪些

强直性脊柱炎会累及关节，以中轴关节受累为主，常累及骶髂关节、腰椎、颈椎及胸椎。骶髂关节受累会出现腹股沟的疼痛，腰椎受累会出现腰椎的活动受限，颈椎受累会出现落枕似的症状，并会出现颈椎的活动受限，而胸椎受累会出现胸廓活动度下降，表现为肺活量的降低及剧烈咳嗽后的明显疼痛。从炎症、纤维强直到骨性强直、功能丧失，是病情逐渐发展、加重的过程。早期在炎症阶段给予积极治疗，控制病情发展，能保护关节免遭破坏；到了强直阶段，内科治疗不能使病情逆转，但可通过外科手术治疗改善部分关节功能。

06　强直性脊柱炎造成的眼睛损害表现有哪些

　　眼睛损害是强直性脊柱炎最常见的关节外表现，以急性前葡萄膜炎和急性虹膜炎多见，也可发生急性结膜炎。眼睛损害一般为急性发作，常单侧发病。30% 的患者在患强直性脊柱炎后某一阶段会出现眼睛损害，也有患者眼睛损害出现在强直性脊柱炎关节病变之前。幼年强直性脊柱炎患者眼睛损害发病率较成人低。

　　眼睛损害的临床表现为不同程度的眼球疼痛、充血、畏光、流泪或伴有视力下降等。体检可发现眼角膜周围充血、虹膜水肿，如果虹膜粘连，则可出现瞳孔收缩、边缘不规整、眼压降低、眼球压痛。 临床观察发现，虹膜炎患者大多数HLA-B27 阳性，而 HLA-B27 阴性的部分患者大多数伴有关节炎症，其中为数不少是强直性脊柱炎、儿童类风湿关节炎、儿童强直性脊柱炎、银屑病关节炎等，因此临床上见到虹膜炎患者，应考虑强直性脊柱炎和其他脊柱关节病的可能性。

07　强直性脊柱炎会引起发热吗

　　强直性脊柱炎是会引起发热的。在疾病早期，患者病变多不典型，通常起病缓慢而隐匿，可有低热、盗汗、乏力、食欲下降、体重下降等症状，部分患者会出现长期低热而找不到原因。随着病情发展，患者可出现典型的腰背部疼痛不适，疼痛逐渐加重会影响腰部活动，常伴有僵直感，多在夜间出现，伴有明显的翻身困难，晨起或久坐后起立时僵直感非常剧烈，但活动后可以明显减轻，最终会出现脊柱运动功能障碍和强直畸形。

08　强直性脊柱炎会引起高血压吗

强直性脊柱炎一般不会引起高血压，但如果强直性脊柱炎导致颈椎方面的病变比较严重，可能会引起血压升高（因为颈椎病可能会压迫椎动脉刺激交感神经而引起血压升高）。强直性脊柱炎患者需要服用一些非甾体抗炎药，必要的时候还会服用一些免疫抑制剂或激素来对症治疗，服用这些药物也可能会导致血压出现明显升高或波动。因此，服用这些药物的患者需要密切监测血压，必要的时候可调整药物剂量，或联合应用其他降压药物，保持血压平稳。

09　强直性脊柱炎患者会有心脏病变吗

强直性脊柱炎发生后可侵犯心脏主动脉瓣，使主动脉前膜增厚，因纤维化而缩短，但不融合，主动脉瓣环扩大，有时纤维化可达主动脉基底部下方。偶见心包和心肌纤维化，组织学可见心外膜血管有慢性炎症细胞浸润和动脉内膜炎；主动脉壁中层弹力组织破坏，代之纤维化组织，纤维化组织如侵犯房室束，则会引起房室传导阻滞，可导致患者猝死。主动脉瓣、二尖瓣反流，以及心肌的炎症、纤维增生，可致左心室肥厚、扩大，继而引起心力衰竭。

主动脉瓣反流是强直性脊柱炎患者常见的心脏病变表现。该病变早期表现为主动脉瓣第二音亢进，后期可闻及舒张期杂音，还可有发热、红细胞沉降率升高等表现。据相关调查统计，约 51.6% 的幼年强直性脊柱炎患者会出现窦性心动过缓症状。其他较为常见的心电图异常有窦性心动过速、窦性心律不齐及各种程度的房室传导阻滞。

10 强直性脊柱炎患者会有肺病变吗

强直性脊柱炎累及肋骨，会影响肺功能，导致患者肺活量明显下降；部分患者在出现关节炎后的几年会并发上肺叶斑点状不规则的纤维化病变，表现为咳痰、气喘甚至咯血，并可能伴有反复发作的肺炎或胸膜炎。X 射线检查显示双侧肺上叶弥漫性纤维化，可有囊肿形成与实质破坏，类似结核，需加以鉴别。还有一部分患者肺上会出现空洞，并发现曲霉菌，严重的会导致患者死亡。

11 强直性脊柱炎患者会有消化道病变吗

强直性脊柱炎患者肠道通透性增加，容易合并肠道炎症。相关研究发现，强直性脊柱炎和炎症性肠病有一些共同的相关基因，尤其是在白细胞介素 –13 通路中的一些因子，如信号转导与转录激活因子 3（STAT3）、白细胞介素 –23 受体等。研究表明,强直性脊柱炎患者(尤其是 HLA-B27 阳性患者)血清中的肺炎克雷伯菌含量比正常人高。此外,疲劳、疼痛、长期的疾病困扰、日常活动障碍、焦虑情绪及生活质量降低等会导致强直性脊柱炎患者消化功能紊乱。其他因素,如长期服用非甾体抗炎药,以及疾病发展到后期强直性脊柱炎胸腰椎后凸畸形患者的躯干塌陷等,也会影响患者的消化功能。消化功能紊乱主要表现在健康感觉、疾病控制、压力 3 个维度上。

12 强直性脊柱炎患者会伴发糖尿病吗

一般不会伴发糖尿病。但当强直性脊柱炎患者出现以下情况时,需联用激素治疗:①病情发展快。全身症状明显者(如出现发热、全身酸痛、乏力等)应用非甾体抗炎药及慢作用抗风湿药等治疗仍无效时,可口服小剂量激素(如强的松、甲泼尼龙等),病情严重者则需应用大量激素。②外周关节受累严重。对于应用非甾体抗炎药治疗无效的难治性关节炎,为尽快缓解局部炎症,减轻局部疼痛,可关节腔内注射激素,必要时联合全身用药。③合并关节外并发症。大约有 1/4 的患者在病程中会发生前葡萄膜炎。一旦明确诊断,就需应用激素治疗。对于病情较轻者可用激素类眼液点眼,病情严重的则需要口服激素甚至静脉注射激素进行全身治疗。

激素的使用不可避免地会引起血糖的升高。未使用激素时可能患者仅表现为血糖高,但还没有达到糖尿病诊断标准或仅是糖尿病隐性病变,使用激素后可能变为显性糖尿病甚至更重。尤其是长期大剂量使用激素,患者可能会变成显性糖尿病,甚至难以控制血糖。

13 强直性脊柱炎患者平时出现哪些症状时要引起高度警惕

（1）晨起脊柱或骨盆疼痛。强直性脊柱炎的腰痛不是一般的腰痛，这种疼痛与腰肌劳损、腰椎间盘突出的疼痛不同，一般会持续 3 个月。多数人的腰痛通过休息可以减轻，而强直性脊柱炎的腰痛恰恰相反，越是夜间休息越痛，特别是凌晨三四点的时候人经常会被痛醒，严重的甚至会导致患者无法自己活动。

（2）下腰部疼痛。疼痛由骶髂关节由下而上蔓延。早期会出现髋屈和活动功能受限，如下蹲困难或臀离地距离加大。

（3）肩关节、髋关节、膝关节和踝关节等处伴发关节炎。部分患者会有周边关节炎，其中以髋关节炎多见，其他常见的是肩关节、膝关节、踝关节等处出现炎症。除了会出现关节疼痛以外，严重时会造成关节活动受限、下蹲困难、跛行、两脚不对称。

（4）脊柱僵硬、无法弯曲、驼背。当椎骨粘在一起时，就会导致关节强直，从而发展为脊柱不能弯曲，导致身体活动受限和姿势异常。

（5）长时间站立或坐得太久会引起疼痛。当强直性脊柱炎引起骶髂关节炎时，长时间站立或坐得太久都会引起疼痛。

14　强直性脊柱炎会不会引起骨质疏松

骨质疏松是强直性脊柱炎常见的并发症之一。目前强直性脊柱炎合并骨质疏松的确切机制尚不明确，文献上较多的解释包括炎症因素、骨代谢失衡及医源性因素等。强直性脊柱炎患者可因疼痛、晨僵发生活动受限，从而使户外运动时间和日照时间不足，导致骨质疏松。然而，大部分患者在出现活动受限之前就已合并骨质疏松，因炎症贯穿强直性脊柱炎的始终，这种情况下，一般在治疗上仍然以抗炎治疗为主，必要时联合应用抗骨质疏松药物。临床上诊断强直性脊柱炎合并骨质疏松除传统的双能 X 射线吸收法外可以考虑定量计算机层析成像（定量 CT），特别是针对病史较长的重症患者。

15　强直性脊柱炎会不会引起骨折

强直性脊柱炎患者常伴有骨质疏松、骨量减少等情况，易引发脊柱骨折。脊柱骨折是强直性脊柱炎发展到后期可能会出现的并发症，常发生于腰椎、胸椎和颈椎部位，一旦发病可造成一定程度的脊髓和神经损伤，增加患者的致死率和致残率。强直性脊柱炎患者出现椎体骨质疏松及脊椎脆性增加，由于脊柱顺应性差，大大减弱甚至完全丧失了对外力的保护性缓冲作用，所以患者较一般人更易在外力因素甚至无外力因素下发生骨折。强直性脊柱炎患者骨折发生机制、发病部位、临床表现及影像学特征与一般骨折明显不同，没有明显骨折导致的外伤和神经症状出现，在临床诊断时容易被忽视而造成漏诊，耽误疾病的治疗时机，不利于治疗和预后。

16 强直性脊柱炎的危害有哪些

强直性脊柱炎的危害：①使脊柱变形，导致骶髂关节、髋关节塌陷，影响患者正常活动；②累及下肢关节，如膝关节、踝关节肿胀，使患者行动不便；③累及胸廓，造成患者呼吸困难；④累及眼部，导致患者失明；⑤累及肠道，引起溃疡性结肠炎等疾病。有些患者在早期可表现出轻度的全身症状，如乏力、消瘦、长期或间断低热、轻度贫血等。由于病情较轻，患者大多不能早期发现，严重者会出现脊柱竹节样改变及驼背畸形，疼痛逐渐增加。

17 强直性脊柱炎造成的关节损害可不可逆

强直性脊柱炎会导致脊椎畸形，如果病情持续发展，除了椎体出现骨赘，固定椎体的韧带发生钙化以外，严重的时候还会出现韧带骨赘上下相连而形成骨桥，X 射线检查可发现脊柱呈竹节样改变。这种骨性强直最终可造成患者不可逆的驼背畸形，常伴有严重的椎体骨质疏松和肌萎缩，极大地影响了患者的日常生活，使患者失去劳动能力，给患者带来巨大的心理压力和自卑感。

18　医生口中的炎症活动具体指什么

强直性脊柱炎炎症以体表炎症最为显著，常表现为红、肿、热、痛和功能障碍。

（1）红：由炎症病灶内充血所致。炎症初期，由于动脉性充血，局部氧合血红蛋白增多，炎症部位呈鲜红色。随着炎症的发展，血流缓慢、淤滞，局部去氧血红蛋白增多，炎症部位呈暗红色。

（2）肿：主要由渗出物，特别是炎性水肿所致。慢性炎症时，组织和细胞的增生也可能引起局部肿胀。

（3）热：由动脉性充血及代谢增强所致。白细胞产生的白细胞介素–1、肿瘤坏死因子及前列腺素 E 等均可引起发热。

（4）痛：与多种因素有关。炎症病灶内钾离子、氢离子的积聚，尤其炎症介质诸如前列腺素、5–羟色胺、缓激肽等的刺激是引起疼痛的主要原因。炎症病灶内渗出物造成组织肿胀，张力增高，压迫神经末梢可引起疼痛，故疏松组织发炎时疼痛相对较轻，而牙髓和骨膜的炎症往往会引起剧痛。此外，发炎的器官肿大，使富含感觉神经末梢的被膜张力增加，神经末梢受牵拉也会引起疼痛。

（5）功能障碍：炎症病灶内实质细胞变性、坏死、代谢功能异常，以及炎性渗出物造成的机械性阻塞、压迫等，都可能引起发炎器官的功能障碍。疼痛也可影响肢体的活动功能。

强直性脊柱炎炎症的严重情况直接反映在患者周身各个部位。在评价患者病情时，往往使用炎症活动情况评估量表等，并参照实验室检查结果综合评估，具体来说包括以下几个方面：疼痛部位、疼痛程度、各个关节的功能状态、身体的僵硬程度，以及临床检验指标如C反应蛋白、红细胞沉降率、血常规、关节磁共振成像（MRI）有无炎症信号等。

19 BASDAI 是怎样评分的

Bath 强直性脊柱炎疾病活动指数（BASDAI）是用于强直性脊柱炎患者炎症活动情况评估的量表，分数越高，说明病情活动性越强。具体如下：

请在专用的 V 强直性脊柱炎标尺（0 ~ 10）上指出您过去一星期的不适情况：

A. 您身体疲倦的总体程度：0 = 完全没有；10 = 非常严重。

B. 您的颈部、背部或髋关节的整体疼痛程度：0 = 完全没有；10 = 非常严重。

C. 除颈部、背部或髋关节外，您的其他关节疼痛或肿胀的整体程度：0 = 完全没有；10 = 非常严重。

D. 您身体的触痛或压痛部位的整体不适程度：0 = 完全没有；10 = 非常严重。

E. 您起床时腰背部的整体僵硬程度：0 = 完全没有；10 = 非常严重。

F. 从起床开始计算，您腰背部僵硬持续的时间：0 = 0 h；2 = 0.5 h；4 = 1 h；6 = 1.5 h；8 = 2 h；10 = 2.5 h 。

BASDAI 计分：BASDAI = 0.2[A+B+C+D+0.5(E+F)]。

20　BASFI 是怎样评分的

Bath 强直性脊柱炎功能指数（BASFI）是用于强直性脊柱炎患者脊柱功能情况评估的量表，分数越高，说明关节功能越差。具体如下：

请在专用的 V 强直性脊柱炎标尺（0 ~ 10，0 = 轻易完成，10 = 不可能完成）上指出您在过去一星期的活动情况：

A. 无须别人帮忙或借助工具（工具是指协助您完成某一动作或活动的器械）就能穿上袜子或紧身衣。

B. 无须借助工具就能自己弯腰从地上拾起钢笔。

C. 无须别人帮忙或借助工具就能触及较高的架子。

D. 不用手支撑或借助其他帮助就能从一张无扶手的椅子上站起来。

E. 躺在地板上，无须他人帮助就能站起来。

F. 不扶物站立 10 min 未感不适。

G. 不扶栏杆且不依靠助行工具就能爬 12 ~ 15 级楼梯（每步一级楼梯）。

H. 不用转身就能望向您的肩部。

I. 能进行体能活动，如身体锻炼、散步或其他体育运动。

J. 无论是做家务还是上班，您都能完成一整天的活动。

BASFI 计分：BASFI =（A+B+C+D+E+F+G+H+I+J）/10。

21 BASMI 是怎样评分的

Bath 强直性脊柱炎衡量指数（BASMI）是一个随病情严重程度增加而分值（0 ~ 10）上升的指数，用于评估患者脊柱的活动范围，其涉及的具体指标见下表：

BASMI评分系统

指 标	评 分		
	0	1	2
耳壁距	<15 cm	15 ~ 30 cm	>30 cm
腰部弯曲 （改良Schober试验）	>4 cm	2 ~ 4 cm	<2 cm
颈部旋转	>70°	20° ~ 70°	<20°
腰部侧弯	>10 cm	5 ~ 10 cm	<5 cm
踝间距	>100 cm	70 ~ 100 cm	<70 cm

耳壁距：身体直立，肩背靠墙，嘱患者尽量向后伸颈，以使枕部靠向墙壁。在下颚呈水平位置状态下，以皮尺测量耳垂至墙壁之间的距离。

腰部弯曲（改良 Schober 试验）：患者站直，在两侧髂后上棘之间做一连线，与脊柱的相交点为第一标记点，沿该标记点垂直向上第十块骨头处为第二标记点。嘱患者尽可能地向前弯腰，测量两个标点之间的距离。

颈部旋转：以倾角仪测量颈椎分别向左及向右最大旋转的

角度，结果取平均值。

　　腰部侧弯：以皮尺测量下述动作过程中，中指指尖在大腿上的滑动距离。身体直立，臀部和背部靠墙，躯干分别向左及向右尽量弯曲。结果取平均值。

　　踝间距：嘱患者仰卧，并拢双膝，双足垂直向上，而后尽量分开两小腿，以皮尺测量两内踝间距离。

　　计算各项得分总和，分值越大，病情越严重。

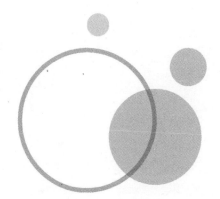

第三章 强直性脊柱炎的诊断与检查

01 强直性脊柱炎的分类标准是什么

1984 年强直性脊柱炎分类标准：①下腰痛至少 3 个月，疼痛随活动改善，休息不减轻；②腰椎在前后（≤ 4 cm）和侧屈（≤ 10 cm）方向活动受限；③胸廓扩展范围小于同年龄和同性别的正常值（≤ 2.5 cm）；④ X 射线检查提示双侧骶髂关节炎为 2 ~ 4 级或单侧骶髂关节炎 3 ~ 4 级。

2009 年强直性脊柱炎分类标准：①有影像学结果时，如影像学结果提示骶髂关节炎并有 ≥ 1 个脊柱关节炎临床特征者可诊为强直性脊柱炎。②无影像学结果时，如 HLA-B27 阳性并有 ≥ 2 个其他脊柱关节炎临床特征者亦可诊为强直性脊柱炎。

影像学结果提示骶髂关节炎：①骶髂关节 MRI 提示活动性（急性）炎症（明确的骨髓水肿或骨炎），高度提示存在与脊柱关节炎相关的骶髂关节炎；② X 射线检查提示双侧骶髂关节炎为 2 ~ 4 级或单侧骶髂关节炎 3 ~ 4 级。

脊柱关节炎临床特征：①炎性腰背痛；②关节炎；③附着点炎（足跟）；④葡萄膜炎；⑤指（趾）炎；⑥银屑病；⑦克罗恩病或溃疡性结肠炎；⑧对非甾体抗炎药反应好（用药后 24 ~ 48 h 疼痛完全消失或明显改善）；⑨有脊柱关节炎家族史（指一代或二代亲属患有强直性脊柱炎、银屑病、急性葡萄膜炎、反应性关节炎、炎性肠病中的任一种疾病）；⑩ HLA-B27 阳性；⑪ C 反应蛋白升高。

02 哪些因素可能导致强直性脊柱炎的误诊和漏诊

强直性脊柱炎起病隐匿，病程长，且发病症状多样，这些都增加了诊断的困难。由于早期症状比较隐匿，而且并不典型，很可能被误诊为其他的关节炎症，比如类风湿关节炎、反应性关节炎、痛风、腰椎间盘突出或其他一些病变引起的关节炎症。同时由于疾病的症状并不特异，还可能伴有其他一些感染性的症状，常被误诊为一些病原菌感染性疾病。因此，在临床上一定要根据典型的病史及临床症状，结合相关的影像学检查结果等综合分析判断，还要做好鉴别诊断。

强直性脊柱炎易被误诊和漏诊的原因有以下几点：

（1）概念不清。部分专科医生概念陈旧，很多患者被误诊为风湿性关节炎而加以治疗；部分医生仍然认为强直性脊柱炎是类风湿关节炎的"中枢型"，面对典型病例仍然诊断错误。

（2）忽略强直性脊柱炎外周关节的表现。目前通用的强直性脊柱炎分类标准中的临床指标均只包括脊柱症状，加上强直性脊柱炎的称呼，使人们忽视了强直性脊柱炎的外周关节和关节外的病变，造成许多临床医生在谈到强直性脊柱炎时只将其理解为单纯的脊柱病变，这也是造成强直性脊柱炎误诊和漏诊的原因之一。

（3）过分依赖或忽视辅助检查。由于一些临床医生缺乏对强直性脊柱炎临床特点的认识，或过分依赖骶髂关节的影像学检查，而忽视强直性脊柱炎临床表现和体格检查，易造成误诊和漏诊。在临床上也有过度诊断的情况，比如育龄期的女性患有髂骨致密性骨炎也会出现骶髂关节的改变，一些医生会将其诊断为强直性脊柱炎。

03　症状和强直性脊柱炎相似的疾病有哪些

　　强直性脊柱炎一般先侵犯骶髂关节，后逐渐累及腰椎、胸椎甚至颈椎。受累脊柱段会出现疼痛、僵硬感及进行性脊柱活动受限，如病情得不到控制，则椎间盘、椎间韧带等均会发生骨化，使脊柱形成特征性的竹节样骨性强直，并常伴有不同程度的驼背畸形。因此，骶髂关节炎、竹节样脊柱和驼背畸形这些症状常成为我们诊断本病的重要依据。以下介绍一些症状和强直性脊柱炎相似的疾病。

　　（1）可能发生骶髂关节炎的疾病：髂骨致密性骨炎。该病常见于女性患者，多于产后发病，主要临床表现为腰骶部疼痛。与强直性脊柱炎相同，此病也多为双侧骶髂关节受累。X射线检查显示骶髂关节髂骨侧骨质硬化，硬化区呈倒三角形。由于 X 射线是成角度地穿过复叠而硬化的骨组织，故关节间隙通常不够清晰，易被误诊为强直性脊柱炎的骶髂关节炎。但 CT 可以清晰地显示硬化区局限于髂骨侧，骶骨侧改变轻微，关节面没有骨腐蚀，脊柱无受累，红细胞沉降率、C 反应蛋白、HLA-B27 等实验室检查结果通常无异常。

　　（2）可能出现驼背畸形的疾病：脊椎骨软骨炎，又称青年驼背。患者在青少年骨发育期有过劳史，导致脊椎二次骨化不良。与强直性脊柱炎相同，本病好发于青年男性，在其腰背痛的同时出现与强直性脊柱炎极为相似的圆形驼背畸形，但

体格检查显示脊柱活动无明显受限，实验室检查结果正常；X
射线检查提示多个椎体楔形样变，部分患者可见许莫氏结节；
骶髂关节正常。

（3）可使脊柱活动受限，甚至发生脊椎骨性强直的疾病：

腰椎间盘突出症：该病患者会因疼痛出现腰椎活动受限，
严重者可表现为板状腰、弯腰姿态。常有明显外伤史，在下腰
及下肢疼痛的同时，伴有受累神经支配区感觉、肌力及膝反射、
踝反射改变，影像学检查显示骶髂关节无改变，实验室检查
结果也无异常。CT 及 MRI 显示突出的椎间盘髓核压迫神经根
或马尾神经。

增生性脊柱炎：本病患者退行性改变的脊椎通常在椎体边
缘有骨赘生成，邻近椎体的骨赘可以相向生长，并最终融合形
成骨桥，易被误诊为强直性脊柱炎竹节样脊柱。其鉴别点：
①多发生于 40 岁以上的中老年人。②脊柱活动受限及驼背畸
形相对轻微。③骶髂关节影像学检查表现为退行性改变，无骨
腐蚀或骨性融合。④脊柱 X 射线检查可见椎间隙变窄，椎体
边缘骨质增生，增生的骨赘和骨桥通常超出椎间盘纤维环范
围。⑤退行性改变的椎间盘和增生的骨赘压迫神经根或马尾神
经可导致根性神经痛及皮肤感觉、肌力、生理反射异常，合并
腰椎管狭窄症可表现为间歇性跛行。⑥红细胞沉降率等实验室
检查结果无异常。

弥漫性特发性骨肥厚：本病病因不明，流行病学研究显示
其与肥胖、糖耐量异常及成人发病的糖尿病相关，常见于中老
年男性，男女发病比约为 2∶1，发病率随着年龄的增长和体
重的增加而增高。本病以椎体前外侧层状骨肥厚为特征，其 X
射线表现很容易和强直性脊柱炎发展到后期的 X 射线表现相

混淆，但骶髂关节、椎间隙及椎小关节多正常或显示退行性改变，可以之与强直性脊柱炎相鉴别。

04　强直性脊柱炎与类风湿关节炎如何鉴别

很长时间以来，人们一直把强直性脊柱炎视作类风湿关节炎的"中枢型"，把类风湿关节炎称为"周围型"。20 世纪 50 年代后，人们逐渐认识到强直性脊柱炎有其特殊的表现，是一种独立的风湿病。直到近十几年，人们才普遍接受这一概念，但部分医生仍会把两种疾病混淆，尤其是在疾病早期，因诊断不准确而延误治疗的例子并不鲜见。结合临床流行病学、症状学、病理学、影像学等综合分析，强直性脊柱炎与类风湿关节炎的区别有以下几点：

（1）强直性脊柱炎往往有明显的家族病史；类风湿关节炎在这方面没有强直性脊柱炎显著。

（2）强直性脊柱炎患者发病年龄多在 15 ~ 40 岁，以男性发病较突出；类风湿关节炎可见于各年龄段，高峰在 30 ~ 50 岁，女性多见。

（3）强直性脊柱炎可累及全身关节，关节受累表现为非对称性，下肢关节受累多于上肢关节，大关节受累多于小关节；类风湿关节炎表现为多关节受累，受侵害关节呈对称性分布，侵害上肢关节的指关节、腕关节比侵害下肢关节多见。

（4）强直性脊柱炎很少累及颞颌关节，类风湿关节炎有半数以上患者颞颌关节受累。强直性脊柱炎常累及骶髂关节，而类风湿关节炎很少累及。

（5）强直性脊柱炎可影响整个脊柱；类风湿关节炎一般只影响脊柱的高位颈椎部位。

（6）强直性脊柱炎患者大多 HLA-B27 阳性，类风湿因子阴性；类风湿关节炎患者类风湿因子多阳性，HLA-B27 与正常人无异。

（7）强直性脊柱炎的 X 射线表现：①患者均存在骶髂关节炎。②脊柱病变多由下渐向上发展。早期表现为普通的骨质疏松，腰椎因正常前凸弧度消失而强直，可出现椎体压缩性骨折。随着病情发展出现椎体变形，骨桥形成，脊柱呈特征性竹节样改变。③外周关节多无破坏性改变，青少年患者可有髋关节侵蚀性病变，后期出现关节强直。足跟、坐骨结节和耻骨联合附着点炎表现为跟骨骨刺及局部骨膜炎。类风湿关节炎的 X 射线表现：先后经历第 I 期——骨质疏松期；第 II 期——破坏期；第 III 期——严重破坏期；第 IV 期——强直期。以指关节、趾关节最为突出，其次为腕、肘、膝、踝等关节，肩关节、髋关节虽也易受累，但影像学表现出现较晚。很少出现骶髂和中枢关节影像学表现。

（8）强直性脊柱炎病理表现主要为肌腱、韧带附着点处的病变，如脊柱纤维环的钙化和骨化；类风湿关节炎病理表现主要为炎性滑膜炎。

（9）强直性脊柱炎发展到后期畸形主要表现在脊柱、髋关节，而类风湿关节炎主要表现在上肢指关节、腕关节及足部趾关节。

05　强直性脊柱炎与腰椎间盘突出症如何鉴别

　　强直性脊柱炎和腰椎间盘突出症虽然都可以表现为腰腿疼痛，但是在症状上两者有明显的区别：①腰椎间盘突出症常常会出现下肢的神经压迫刺激症状，比如下肢的放射性疼痛、下肢的感觉异常、下肢的肌力减退，以及鞍区的感觉异常、二便功能障碍，这些都是突出的腰椎间盘压迫马尾神经或坐骨神经根导致的，而强直性脊柱炎一般不会出现这些症状。②强直性脊柱炎会累及所有的中轴骨，比如早期会累及腰椎，然后随着病情发展会侵袭胸椎，接着还会侵袭颈椎，最终导致整个脊柱受到影响；腰椎间盘突出症一般就是局部的病变，会对下肢产生影响，不会向胸椎、颈椎发展。

　　此外，还有以下几个方面的区别：①强直性脊柱炎患者多为青中年男性，女性较少，往往有家族史；腰椎间盘突出症无年龄限制，多见于中老年人，男女均可发病，随着年龄的增长发病率也在增加。②强直性脊柱炎可累及整个脊柱，通常起于骶髂关节，逐渐沿着脊柱往上发展，也可累及全身关节；腰椎间盘突出症表现为腰椎间盘受累，病变局限于腰椎部位。③大多数强直性脊柱炎患者 HLA-B27 阳性，腰椎间盘突出症患者 HLA-B27 与正常人无异。④强直性脊柱炎病理表现主要为肌腱、韧带附着点处的炎症病变，临床以炎性疼痛为主，伴有局部肿胀，病程长者则会出现脊柱纤维环的钙化和骨化，脊柱前纵韧带附着点的骨赘形成，脊柱呈竹节样改变；而腰椎间盘突出症主要为腰椎退行性改变、椎间盘变性，临床以神经卡压、牵扯性疼痛为主。

06 强直性脊柱炎与骨关节炎如何鉴别

强直性脊柱炎是一种慢性炎性疾病，好发于男性，多在青中年发病，主要侵犯骶髂关节、脊柱骨突、脊柱旁软组织及外周关节，并可伴发关节外表现。强直性脊柱炎的症状主要是腰、背、颈、臀、髋部疼痛和关节肿痛、晨僵，以及腰椎各方向活动受限、胸廓活动度降低，严重者可发生脊柱畸形和关节强直。

骨关节炎是一种常见的慢性关节炎，多在中年以后发病，发病率随着年龄的增长而增加，患者中老年女性比老年男性多见。发病的关节多为负重的关节和活动范围较大、活动频繁的关节，如指、膝、髋等关节。若患者胸椎和腰椎患了骨关节炎，腰背部会感到酸痛，活动时加重，弯腰受到限制。

强直性脊柱炎和骨关节炎均可累及脊柱和外周关节，但两者在临床症状及X射线表现上有不同之处。骨关节炎受累关节以疼痛和压痛为主，活动时关节有摩擦音，严重者可发生关节畸形；患者可出现明显的晨僵现象，但一般不超过0.5 h；脊柱病变可引起神经受压或刺激症状；一般无全身症状，不会出现关节强直及肌肉萎缩；X射线检查提示骨赘生成和椎间隙变窄。

07 强直性脊柱炎与未分化脊柱关节病如何鉴别

未分化脊柱关节病不是一个独立的疾病，具有一定临床特征，但表现不典型，尚未达到任何已确立的脊柱关节炎诊断标准。强直性脊柱炎是一种可以明确诊断的自身免疫病，典型的临床症状是腰背部疼痛。许多未分化脊柱关节病患者最终可发展为强直性脊柱炎，但早期通常症状比较轻，不典型，也没有脊柱活动受限的情况，不一定有骶髂关节炎的情况。未分化脊柱关节病女性患者占比明显高于强直性脊柱炎女性患者占比。

08 强直性脊柱炎与反应性关节炎如何鉴别

反应性关节炎是微生物感染后引起的无菌性关节炎，主要表现为外周关节炎、非对称性寡关节炎，关节周围皮肤肿胀、苍白、温度升高，关节痛，并伴发热，骶髂关节痛及其局部压痛；抗核抗体可呈阳性，类风湿因子阴性，有些病例咽拭子培养常可见链球菌生长，多数病例 24 h 尿蛋白在 1 g 以下，HLA-B27 多阳性。反应性关节炎和强直性脊柱炎在临床上有诸多相似之处，在诊断和治疗时要注意鉴别：①发病年龄不同。反应性关节炎可见于各个年龄段的患者，而强直性脊柱炎主要见于青中年男性。②病情发展速度不同。反应性关节炎在受到感染后可迅速发展并且表现出一系列的典型症状，而强直性脊柱炎发展相对缓慢。③侵犯的部位不同。反应性关节炎常常在下肢的一些单一关节发病，有时也可能侵犯脊柱产生炎症性腰背痛，但更多的还是一些关节部位的炎症，或是一些肌腱止点的炎症；而强直性脊柱炎主要侵犯骶髂关节，还有脊柱的小关节。④后期表现不同。反应性关节炎后期主要以关节疼痛、活动受限为表现，而强直性脊柱炎后期会出现脊柱的僵硬，以及身体姿势的一些特殊性改变。

09 强直性脊柱炎与痛风如何鉴别

（1）就病因而言：强直性脊柱炎的病因目前尚不明确，可能与遗传因素、免疫功能紊乱及环境因素等有关，主要累及脊柱关节等，在临床上主要是引起腰椎强直、疼痛，甚至活动障碍；痛风主要是由于机体内嘌呤代谢紊乱，血尿酸升高，浓度过高的尿酸析出结晶后侵犯一些肢体的关节而引起疼痛。

（2）就临床症状而言：强直性脊柱炎以腰背部及臀部两侧疼痛、僵硬不适等为主要临床症状；痛风以第一跖趾关节、踝关节、膝关节、手指关节红肿热痛等为主要临床症状。

（3）实验室检查结果亦有区别：强直性脊柱炎主要表现为 HLA-B27 阳性；痛风表现为血尿酸升高。

10 强直性脊柱炎患者就诊前需做哪些准备

强直性脊柱炎患者就诊前一天建议不要喝酒，不要吃太油腻的食物，不要太劳累，不要做剧烈的体力劳动，不要熬夜。检查当天早上空腹抽血，可少量喝些凉白开，如果需要做CT、MRI 等检查项目，不要戴金属饰品。在做骶髂关节 X 射线检查前一天的晚间应服用导泻剂，在晨起排便后再拍片，以保证 X 射线片的清晰度。若病情严重，疼痛较甚，患者家属务必陪同，带好身份证、医保卡等，做好住院治疗准备。检查前一段时间一定要保证充足的睡眠，膳食营养要均衡，保持良好的作息和心情，端正心态，积极面对。

11 强直性脊柱炎患者要做哪些辅助检查

首先是实验室检查，比如血常规、红细胞沉降率、肝功能、肾功能、C 反应蛋白、HLA-B27 等，必要时还需要检查类风湿因子及相关的自身抗体来排除其他风湿免疫病。有些情况特殊的，需要排除某些特殊感染的疾病，如布鲁菌病等。其次需要做一些相关的影像学检查，如骨盆正位片、骶髂关节 CT 或骶髂关节 MRI、关节彩超等，可明确骶髂关节或脊柱关节损害情况。对于病程较短的，推荐做 MRI，可以确诊早期的炎症；评估大关节如髋关节的病情时，也推荐做 MRI，它对疗效的判定或是指导下一步的治疗均有重要意义。对于一些以附着点受累为主的患者，需要完善关节彩超，明确有没有附着点病变。

（1）实验室检查：包括红细胞沉降率、C 反应蛋白、HLA-B27 等。在疾病活动期时，可见患者红细胞沉降率升高，C 反应蛋白增高，这些指标的变化对于判断该病病情及评估治疗效果有重要意义。而在 HLA-B27 检测中，阳性只能提示患本病的可能性大大增加，但阴性也不能排除患病的可能。

（2）影像学检查：包括 CT、MRI、X 射线检查等，其中 CT 具有分辨率较高的特点，能更好地观察骶髂关节的病变，并可克服 X 射线重叠的缺点，提高早期的诊断效果。MRI 对早期骶髂关节炎及急性活动期的炎症具有较高的敏感性，能有效地提高诊断的准确性。而 X 射线检查是强直性脊柱炎诊断常用的一种方法，操作简单，成本低。在 X 射线检查中，患者骶髂关节炎主要表现为骶髂关节面模糊，边缘不规则，随着病情的发展，后期可表现为关节间隙变窄、消失甚至是融合。

12　诊断强直性脊柱炎患者病情活动的指标有哪些

目前，诊断强直性脊柱炎主要是根据典型的临床症状和实验室检查指标，以及影像学检查指标来综合分析。比如当青年男性出现下腰背部的酸痛不适，并伴有夜间翻身费力，但通过活动可以改善，同时 HLA-B27 阳性，就可能提示患有强直性脊柱炎。目前临床上诊断标准包括腰痛时间达 3 个月以上，活动改善，休息无改善；腰椎活动度明显受限，胸廓活动度低于同年龄和同性别的健康人群；双侧骶髂关节炎 2 级以上或单侧骶髂关节炎 3 ~ 4 级。同时还需要检验红细胞沉降率、C 反应蛋白、结核抗体等。

（1）从症状方面看：活动期的强直性脊柱炎除腰背疼痛加重、晨僵时间延长等主症外，常常出现四肢关节不对称性肿胀，肌腱附着点的炎症改变，以及低热、体重下降、乏力、食欲减退等全身症状。部分患者会有单眼或双眼的虹膜炎或前葡萄膜炎，亦可有心、肺、肾的并发症出现。

（2）从实验室检查方面看：处于疾病活动期的患者红细胞沉降率大多升高，如果此时能排除结核病及其他感染性疾病，则提示强直性脊柱炎活动，一般急性活动期红细胞沉降率升高者占85%左右；半数以上的患者血清C反应蛋白和免疫球蛋白升高；肌酸激酶可能升高，此指标与疾病活动关系较为密切。

13　什么是HLA-B27

HLA-B27是人类白细胞抗原之一，属于HLA-B位点之一。HLA-B27基因属于Ⅰ型主要组织相容性复合体基因，由6号染色体上的主要组织相容性复合体中的B基因座编码。简单地说，HLA-B27是一种由基因编码的蛋白质，它的功能是给人体的卫士——T细胞传递特征性的识别信号，让T细胞能够特征性地杀伤需要被杀伤的组织。但是在某些环境的刺激下，HLA-B27阳性的患者特别容易失去识别"自我"与"非我"的能力，将自身的某些物质当成外来入侵者，导致被自身免疫系统攻击，进而产生强直性脊柱炎或类似谱系的疾病。

14　HLA-B27阳性的意义是什么

多年前人们就已发现，HLA-B27的表达与强直性脊柱炎有高度相关性，特别是检测外周血淋巴细胞中的HLA-B27表达有利于强直性脊柱炎等疾病的辅助诊断。超过90%的

强直性脊柱炎患者 HLA-B27 表达为阳性，而普通人群仅有
5%～10% 为阳性。虽然强直性脊柱炎的诊断主要依靠临床表
现和影像学检查，但是 HLA-B27 的检测更有利于强直性脊柱
炎的早期诊断。除了强直性脊柱炎，还有许多其他疾病（如
银屑病关节炎、反应性关节炎等）与 HLA-B27 的表达有关。

15 HLA-B27 阴性能否排除强直性脊柱炎

　　HLA-B27 阳性不能确诊为强直性脊柱炎，同样，
HLA-B27 阴性也不可以排除强直性脊柱炎。相关研究发现，
有 5%～20% 的脊柱关节病患者检测 HLA-B27 是阴性的，
HLA-B27 阳性患者更容易患上强直性脊柱炎。虽然强直性脊
柱炎与 HLA-B27 有非常强的相关性，但是诊断强直性脊柱炎
除了检查 HLA-B27 外，还应检测红细胞沉降率并做 CT、MRI
等，进一步确诊和辨别关节受损的程度，以便后期治疗。

16 肿瘤坏死因子在强直性脊柱炎诊断与治疗中有什么临床意义

　　肿瘤坏死因子因其在体内外均可直接杀伤肿瘤细胞而得
名。肿瘤坏死因子主要由活化的单核巨噬细胞产生，可以导致
全身多系统的炎症反应。强直性脊柱炎患者血清肿瘤坏死因子
升高，表明肿瘤坏死因子参与了强直性脊柱炎的发病过程，通
过肿瘤坏死因子水平可以对强直性脊柱炎病情活动进行评价，

但肿瘤坏死因子具体作用机制尚待进一步研究。通过针对性地抑制肿瘤坏死因子的活性，可以有效控制强直性脊柱炎的炎症活动状态，进一步证实了肿瘤坏死因子与强直性脊柱炎的紧密联系。大量临床研究已表明，肿瘤坏死因子拮抗剂可有效缓解强直性脊柱炎病情，减轻炎症及关节破坏程度。

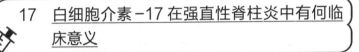

17　白细胞介素-17 在强直性脊柱炎中有何临床意义

　　白细胞介素-17 是已发现的 30 多种白细胞介素之一，按序号排在第十七位。白细胞介素-17 能诱导人表皮细胞、内皮细胞、成纤维细胞分泌白细胞介素-6、白细胞介素-8、粒细胞-巨噬细胞集落刺激因子，参与多种炎症的发生和发展，进而造成身体组织的损伤。相关研究显示，白细胞介素-17 在强直性脊柱炎附着点炎、软骨下骨炎等的发病中起重要作用；通过白细胞介素-17 抗体治疗能中和白细胞介素-17 的效应，有效减轻脊柱关节的炎症。

　　在强直性脊柱炎初期，致病因子持续存在并损伤组织，会导致慢性炎症的发生。许多症状（如腰背痛、晨僵等）皆由炎症反应引起。来源于固有免疫和适应性免疫的白细胞介素-17A 是驱动强直性脊柱炎慢性炎症的主要效应因子，其作用于多种下游效应细胞，如巨噬细胞、中性粒细胞、内皮细胞等，促使细胞因子和趋化因子释放，从而引发炎症、血管活化、基质破坏等一系列病理反应。白细胞介素-17A 还是调控强直性脊柱炎附着点炎病理进程的关键细胞因子，附着点附近局部大量的白细胞介素–17A 可进一步加重附着点炎，造成炎症反复发生，进而发生不可逆转的结构性病变。

18 强直性脊柱炎患者需要验尿吗

强直性脊柱炎是一种慢性易复发的疾病，所以患者必须定期复诊，如果病情活动一般建议每月复查 1 次，如果病情稳定一般建议 3 ~ 6 个月复查 1 次。复查项目包括评价疗效和监测不良反应，其中尿常规是最容易被忽略但又很重要的项目。

（1）尿异常可能是强直性脊柱炎的表现。部分患者会出现肾损害，最常见的病理类型就是 IgA 肾病，可表现为血尿或蛋白尿，甚至肾功能不全，肌酐升高；疾病发展到后期，患者中最常见的损害是淀粉样变性，查尿常规也可以提供一些线索。

（2）尿异常可能是强直性脊柱炎发病的原因。在严格追问病史的情况下，大概有 70% 的脊柱关节炎或强直性脊柱炎的发生、加重或复发都和尿路感染或胃肠道感染有关，因此检查有没有尿路感染对于疾病的治疗有很大的帮助。还有一种脊柱关节炎的类型为反应性关节炎，其和尿路感染的关系更为密切。虽然目前并没有确切的证据表示抗感染治疗能够防止疾病的发生和发展，但对少部分患者还是有意义的。

（3）尿异常是药物最常见的不良反应之一。非甾体抗炎药是治疗强直性脊柱炎的常用药物，其不良反应包括肾损害。其不良反应一种是超敏反应性的，只要一接触立马就出现，在 1 ~ 3 d 内出现蛋白尿、血尿或管型尿；另一种是累积性的,如果长期大量应用一种药物超过 10 年, 会出现一种"镇痛剂肾病", 其表现为以间质损害为主的肾功能不全等。另外一个最常用的治疗强直性脊柱炎的药物是柳氮磺吡啶。口服柳氮磺吡啶如果不能保证足够的饮水量, 会出现磺胺药物的肾损害, 也会出现敏感个体超敏反应性的肾损害。虽然这些不良反应的发生率极低, 大部分患者应用都很安全, 但必须警惕, 一旦出现就应及时调整治疗方案, 而查尿常规就是一种简便的检查方法。因此, 接受药物治疗或即将接受药物治疗的患者最好能定期查尿常规, 以及时发现肾损害并处理。

19　强直性脊柱炎患者为什么要做梅毒血清学检测

强直性脊柱炎在发病上可能与某些感染相关, 故在疾病诊断中需要排除某些感染, 比如结核、梅毒等。梅毒是由梅毒螺旋体引起的一种全身性慢性性传播疾病, 能导致身体多处部位受损, 其中骨骼关节也是梅毒好发的部位, 可出现滑膜炎等, 故有必要做梅毒血清学检测。除此之外, 在治疗过程中, 针对强直性脊柱炎的治疗往往会使用免疫抑制剂、激素、生物制剂等,这些药物对机体免疫功能的抑制可能造成潜在感染的爆发, 所以梅毒血清学检测指标是指导治疗用药、观察治疗过程安全性的重要评价指标。

此外, 还需鉴别梅毒性关节炎和强直性脊柱炎。首先, 两种疾病的发病原因完全不同。梅毒性关节炎是由梅毒螺旋体感染而引发的关节炎症；强直性脊柱炎是由原因未明的脊柱及骶髂关节的炎症而形成的一种慢性非特异性炎症。其次，两种疾病的症状不同。梅毒性关节炎主要引发关节的疼痛、肿胀；强直性脊柱炎首先侵犯的是骶髂关节，然后侵犯的是脊柱，导致脊柱强直，最终有可能侵犯四肢关节，造成关节强直。最后，两种疾病的治疗方法不同。梅毒性关节炎主要使用青霉素等药物进行治疗；强直性脊柱炎主要使用的是非甾体抗炎药及免疫抑制剂进行治疗。

20 为什么强直性脊柱炎患者要行骨密度检测

强直性脊柱炎患者容易发生骨质疏松，并且在患病早期就可出现。正常人的骨量在 10 ~ 25 岁处于蓄积阶段，30 岁左右达到高峰，35 ~ 40 岁开始减少。强直性脊柱炎会使患者的骨量不能正常蓄积，在 30 岁左右达不到骨量高峰，随着年龄的增长和疾病的影响骨量会进一步减少。根据相关统计数据，约有 50% 以上的强直性脊柱炎患者有骨质疏松，发生年龄可提早为 20 ~ 30 岁。

目前的一些研究表明，患者骨质疏松的程度与强直性脊柱炎本身患病程度有关。骨质疏松表现为脊柱（颈椎、胸椎、腰椎）、股骨等部位骨密度不同程度地降低，轻者一般无特殊症状，不易察觉，发展到一定程度不仅可造成脊柱畸形、驼背，还可导致脊柱、髋关节骨折，甚至危及患者生命。所以强直性脊柱炎患者应该提高对骨质疏松的重视程度，定期进行骨密度检测，及早发现并治疗骨质疏松，以减少脊柱畸形、骨折的发生概率。在平常的生活中，强直性脊柱炎患者应该注意适当摄入含钙量高的食物，如牛奶等，并要保证充足的日晒，进行适当的体育锻炼。

21　为什么强直性脊柱炎患者要做骶髂关节CT、MRI

强直性脊柱炎的患者做 CT，大多数需要做的是骶髂关节CT，因为大部分强直性脊柱炎患者在疾病早期就可出现骶髂关节的病理改变。最早的时候，对骶髂关节的检查大多使用 X射线检查，但是骶髂关节在骨盆位置，做 X 射线检查的时候往往会出现影像的重叠，影响疾病的早期判断。随着影像学水平的发展，骶髂关节 CT 显像更加清晰，能够清晰反映骶髂关节的细微损害。但在强直性脊柱炎早期，由于关节面尚未出现骨质破坏，CT 常常不能提供相应的诊断依据。这个阶段关节骨骼及骨髓因为炎症出现肿胀，通过 MRI 加权显像，能清晰反映出病变部位的炎症水肿情况，对于早期诊断有重大意义。同时，在对具体关节功能状态、疾病治疗效果进行评价时，MRI 也是重要的手段。

通常骶髂关节 CT 正常不可完全排除强直性脊柱炎。强直性脊柱炎早期无骶髂关节骨质受损或关节破坏，骶髂关节 CT可显示正常。如果强直性脊柱炎患者的骶髂关节 CT 发生变化，则说明强直性脊柱炎发展到可导致骶髂关节骨质受损或关节破坏的程度。

如果患者出现炎症性下腰痛、夜间痛，需高度怀疑强直性脊柱炎，应做 HLA–B27 检测。如果检测结果为阳性，可诊断为早期强直性脊柱炎。早期强直性脊柱炎患者需做骶髂关节MRI，如果发现强直性脊柱炎的相关影像学变化，可诊断为放射学阴性中轴型脊柱关节疾病。早期给予治疗可有效防止强直性脊柱炎后期出现骨质破坏并抑制新骨形成以免导致脊柱强直。

22 为什么强直性脊柱炎患者要做血管彩色多普勒超声检查

强直性脊柱炎主要表现为脊柱炎和外周关节炎，其病理表现为附着点炎，也可出现血管炎表现，临床可见不同程度的眼、肺、心血管和肾等多系统损害，故须对各个系统功能进行评估，包括对血管的功能状态进行评估，以整体评估患者病情。近年来，生物制剂的应用率随着其不错的临床疗效而逐年升高，血管彩色多普勒超声检查可以更方便、快捷地筛选出血管疾病患者，排除部分生物制剂禁忌，进而让医生能更精准、个体化地制订出更适合患者的治疗方案。同时，彩色多普勒超声检查操作简单、方便、无创、安全，且价格合适、耗时短，便于广泛推广。

23　为什么强直性脊柱炎患者要做眼部检查

据调查研究发现，有将近 1/4 的强直性脊柱炎患者会有结膜炎、虹膜炎、前葡萄膜炎等，这都是强直性脊柱炎常见的眼部并发症。30% 左右的患者可能会出现反复发作的前葡萄膜炎或虹膜炎。前葡萄膜炎和虹膜炎是有致盲性的眼部疾病，严重的时候会造成患者角膜带状变性、虹膜粘连、白内障、继发性青光眼、视网膜脱离、视网膜新生血管等，其中最常见的并发症是白内障和继发性青光眼。因此，强直性脊柱炎患者需要定期做眼部检查，排除相应病变可能。

眼部检查所含内容较多，通常需要做的是眼底视网膜的检测、视野检测等，可以用裂隙灯辅助检查。通过裂隙灯检查可以发现角膜沉积等，有的患者出现这些症状就可以诊断为强直性脊柱炎，可以选择使用一些激素类药物或非甾体抗炎药进行治疗。为了保护双眼，同时降低疾病给身体带来的伤害，患者要积极治疗强直性脊柱炎，以免引起眼部病变等并发症，危及身体健康。同时患者需要根据自身的病情综合考虑分析，不可拖延治疗或盲目治疗。希望患者可以正确就医，听取医生建议，选择适合自己的方法，如此才能缓解病痛的折磨，阻止病情进一步恶化。

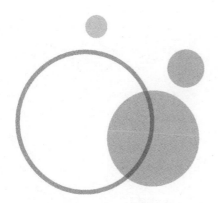

第四章　强直性脊柱炎的中医认识

01　历代中医文献是否记载了强直性脊柱炎

中医认为，强直性脊柱炎属于"痹病"范畴，因其与古人所称的"骨痹""肾痹""腰痛""脊痹""龟背风""竹节风"等相似。中医认为，"风寒湿三气杂至"为痹病的外因；先天肾精不足、督脉空虚是发病的关键；风寒湿热之邪是诱发因素，又与瘀血内阻、督脉不通有关。《黄帝内经》多篇记载了"脊脉痛""脊中痛""腰脊痛"等症状。《素问·生气通天论》曰："阳气者，精则养神，柔则养筋，开阖不得，寒气从之，乃生大偻。"《诸病源候论》则提出"背偻"之名，曰："若虚则受风，风寒搏于脊膂之筋，冷则挛急，故令背偻。"20世纪80年代，焦树德教授根据强直性脊柱炎的临床特点，将其称为"大偻"，并拟定了"补肾强督"等一系列的治疗方法。

02　中医理论中强直性脊柱炎的病因、病机是什么

中医理论中认为强直性脊柱炎起于先天禀赋不足或后天调摄失调，房事不节，惊恐、郁怒，病后失调等，致肝肾亏虚，督脉失荣，风寒湿邪乘虚侵袭，深入骨髓、脊柱。肝肾精血亏虚，使筋挛骨弱而邪留不去，渐致痰浊瘀血相互胶结。强直性脊柱炎多以素体阳虚，肾肝阴精不足，督脉亏虚为内因，风寒湿邪入侵、寒湿偏盛为外因。早在《素问·骨空论》中

就说过："督脉为病，脊强反折。"《素问·痹论》曰："骨痹不已，复感于邪，内舍于肾……肾痹者，善胀，尻以代踵，脊以代头。"皆符合强直性脊柱炎临床特点。焦树德教授认为，强直性脊柱炎脊柱伛偻的内因为肾督阳虚，外因多是寒邪入侵，关键病机是肾督两亏，内外合邪，酿致该病。朱良春教授同样认为，强直性脊柱炎发病关键为肾督亏虚。刘健教授强调脾肾不足、痰瘀阻络是其基本病机，且脾肾亏虚见于强直性脊柱炎临床发病的全过程。彭江云教授认为该病辨证中肝肾二脏为本，经络、骨骼为标。其他学者持不同观点，如金实教授主张络病才是该病的重要病理基础。牛静虎认为太阴水湿、阳明燥热为其主要病机。《素问·痹论》曰："风寒湿三气杂至，合而为痹也。"大多数学者认为，风、寒、湿、痰、瘀等只是该病的诱因，而督脉亏虚，肝脾肾不足才是发病之本，外邪无法内合则不发病。中医辨证多从肾督、肝肾、脾肾及痰湿瘀论治，临床千变万化，辨证思路各有亮点。

总体而言，本病的基本病机是禀赋不足，素体虚弱，肝肾精血不足，肾督亏虚，风寒湿之邪乘虚深侵肾督，筋脉失调，骨质受损，其性质为本虚标实，肾督虚为本，风寒湿为标，寒湿之邪深侵肾督，督脉受病，又可累及全身多个脏腑。

03 强直性脊柱炎的中医治法是什么

强直性脊椎炎的中医治法主要分两类。一类是内服法，这是主要的治疗方法，会根据强直性脊柱炎不同症状的表现特点、中医证候的特征、舌脉表现而辨证论治，会根据不同的症候类型选择治疗方法；总的原则是补肾、强督、壮骨，也会配合活血化瘀药。另一类为外治法，它是中医的特色治疗手段，也是中医的强项。外治法可选择的方法较多，有中药的熏蒸、离子导入、湿包裹、热熨、艾灸，以及针法（毫针）、针刀（九针）等微创疗法，这些方法也得在中医辨证的基础上选择。

强直性脊柱炎的中医治法是内服、外治相互辅助，内外结合且让患者保持积极向上的心态治疗效果最好。

📑 04 治疗强直性脊柱炎常用的中药有哪些

中药治疗强直性脊柱炎有很好的临床疗效，主要采用的是补肾强督的中药。临床上常用的中药有以下几种：①温补肾阳的有狗脊、巴戟天、淫羊藿、桂枝、制附片、干姜等。②滋补肾阴的有白芍、熟地黄、山茱萸、山药、菟丝子、枸杞等。③补肾壮骨的有骨碎补、补骨脂、牛膝、杜仲、桑寄生等。④温阳通脉、祛风除湿的有桂枝、桑枝、细辛、鸡血藤、威灵仙等。

此外，从痰、湿、瘀论治强直性脊柱炎亦是中医治疗久病患者的常见思路，喜用制半夏、白芥子等温阳消痰，配伍全蝎、蜈蚣等虫类药材搜痰剔络、通络止痛。无论是急性活动期、慢性缓解期还是久病迁延期，中医皆强调祛湿的重要性，临床治疗在顾护脾胃的基础上喜用苍术、厚朴、木瓜等。由于强直性脊柱炎具有病程长、病势缠绵的特点，必将产生"瘀血"这一病理产物，故常配伍丹参、桃仁、红花等药物辅助治疗。临床表现千变万化，体质人各有异，需综合辨证。

05　强直性脊柱炎患者如何正确煎煮中药

　　由于中药有不同的归经及性质，所以煎药有不同的要求，比如煎药的火力要视药物性质而定。煎药应先将药物放入容器，加冷水漫过药面，浸透 30 ～ 60 min 后再煎服，这样有效成分易被煎出。煮沸后改用文火，以免药溢出或过快熬干。煎药时不宜打开锅盖，防止气味走失，同时减少药物挥发成分的外溢。一般中药煎煮 2 次，第二煎加水量为第一煎的 1/3 ～ 1/2，2 次煎液去渣滤净混合后分 2 次服用。解表药、清热药、芳香类药以武火急煎，以免药效挥发后降低，甚至改变药物的疗效；厚味滋补药以文火久煎，使药效尽出。强直性脊柱炎多是由肾亏虚所致，所以治疗多运用补药。当使用乌头、附子等毒性药物时，宜慢火久煎半个小时以上，以有效降低毒性。如果药物煎煳，必须摒弃，不可加水再煎服，否则容易导致药物中毒。

　　煎药方法归纳起来有先煎、后下、包煎、另煎、融化、泡服、冲服、煎汤代水等不同煎煮法。此外，如今人们生活节奏不断加快，加上为了避免煎煮中药的时间成本过高或患者因各种原因无法掌握煎煮方法，建议于专业医院开颗粒冲服中药或由医院熬制好的中药汤剂成品，冲服或加热便可饮用，方便快捷、省时省力。

06　中医治疗强直性脊柱炎有哪些优势

中医治疗强直性脊柱炎主要是辨证施治，相较西医可表现出一定的优势：

（1）中医治疗强直性脊柱炎不仅疗效明显，而且简便价廉，患者经济负担相对较轻。

（2）中医治疗强直性脊柱炎不良反应较小，安全可靠。相关研究表明，在现代药物应用的基础上配合中药治疗可显著降低患者炎症反应，尤其在撤减激素时可起到增效减毒的功效。

（3）中医治疗强直性脊柱炎主要是整体调节，内外兼治，强调个体安全有效，无毒副作用。

（4）中医治疗强直性脊柱炎可内外结合，外治采取穴位埋线或埋针，以及刺络放血等，配合内服中药补肾、祛瘀、通督。

（5）中医"治未病"思想的应用是一大优势，主要体现在未病先防、既病防变、瘥后防复3个阶段，正如《黄帝内经》所言："正气存内，邪不可干""邪之所凑，其气必虚"。养成良好的生活习惯，保持作息规律、饮食均衡、劳逸适度及心情舒畅皆有益于顾护正气，防止邪气入侵。若已发展为强直性脊柱炎，则还需注意规律服药、定期复查，同时适当运动可辅助疾病康复，延缓疾病发展进程。情绪调节在治疗强直性脊柱炎中的作用也不可忽视。由于此病具有病程绵长、疼痛持久、致畸率较高等特点，患者容易产生自卑及焦虑情绪，医务人员应多对患者进行心理疏导，嘱托患者家属对患者加强生活上的关心及陪伴。"治未病"思想的临床应用将有助于强直性脊柱炎患者强身心、早治疗、防畸变。

07 强直性脊柱炎的中医外治特色疗法有哪些

（1）针法（火针）：具有温通经脉、散寒除痹的功效。

（2）火罐：具有调和气血、活血通络、扶正祛邪、消炎止痛的作用。

（3）激光疗法：采用 ZX—801 型电脑疼痛治疗仪照射探头照射痛点和穴位。适用于局部肿胀和疼痛的患者。

（4）灸法：分为温和灸、艾盒灸等，可达到活血、通络、止痛的作用。

（5）中药熏洗疗法：选用有温经通络、祛风散寒等功效的中药放置于熏蒸器械中，加热蒸汽熏蒸患者患处，可治疗风寒湿痹、腰背痛。

（6）中药外敷疗法：有巾、敷、摊之分，临床多为辨证取药后，研末调和敷贴患处或相应穴位，以达到舒筋通络、消肿止痛的效果。

（7）生物电治疗：利用生物电共振治疗仪，结合人体生物电传导共振达到通络消肿的功效。

（8）穴位注射和穴位按摩：辨证选用黄芪、丹参或正清风痛宁注射液，或维生素 B，对足三里、阴陵泉或阳陵泉等穴位进行注射和按摩。

（9）推拿、刮痧：促进局部血液的流动，活血通络。

（10）中药雾化疗法：此法是将中药熏蒸与雾化吸入治疗有机结合的一种疗法。

（11）中药蜡疗：将蜡疗包敷于患者经脉循经处，以达到活血通络的作用。

08　有哪些中药具有类似肾上腺皮质激素的作用

（1）补气药类有人参、西洋参、党参、甘草等，均能促进皮质激素的分泌，增强肾上腺皮质功能，达到激素样作用。

（2）养阴药类主要有生地黄、熟地黄、知母、枸杞、山茱萸、龟甲等，均主要通过肝细胞影响皮质激素的代谢，抑制激素的降解或兴奋下丘脑－垂体－肾上腺轴等途径来达到激素样作用。

（3）祛湿药类有乌头类、秦艽、青风藤、雷公藤等，都具有抗炎、止痛的作用，可扩张血管，对肾上腺皮质系统具有一定的兴奋作用，可促进激素分泌。

（4）温阳药类有巴戟天、肉苁蓉、淫羊藿、补骨脂等，大多有促进皮质激素和性激素分泌的作用。

（5）活血化瘀药类有丹参、川牛膝、红花等，具有温和的雌激素活性。

（6）其他药类有银杏、小茴香、五味子、蛇床子、香附、葛根等，均能促进皮质激素的分泌。

09 中医如何治疗急性细菌性结膜炎

急性细菌性结膜炎，俗称红眼病，是强直性脊柱炎比较常见的并发症。中医辨证论治急性细菌性结膜炎通常采用疏风散邪、清肺泻火的方法，包括局部治疗及全身治疗两方面，效果明显。

局部治疗主要是点眼药水，如鱼腥草眼药水、双黄连眼药水、熊胆滴眼液等。急性期每小时点 1 次，随着病情好转，改为每 2 h 1 次或每天 3～6 次。

全身治疗多采用内服和外洗的方法。热象较轻者，分泌物呈水样，可用金银花、连翘、竹叶、荆芥、牛蒡子各 15 g，豆豉、薄荷、桔梗、甘草各 10 g，每天 1 剂，日服 2 次。热象重者，分泌物多而黏稠，可用石膏 30 g，赤芍、黄芩、桑白皮各 15 g，连翘、荆芥、防风、栀子各 10 g，每天 1 剂，日服 2 次。外洗可用桑叶 15 g、菊花 10 g、黄连 9 g、黄柏 9 g、蒲公英 15 g、金银花 20 g，用 1000 mL 水煎 10 min，凉透后洗患处，每天洗 3 次。

此外还有一些熏蒸的疗法，用专门的中草药眼部熏蒸仪，把中草药加到机器里，加入水，通过机器产生的雾气把中草药的成分熏到眼睛上，杀灭病菌，治疗急性细菌性结膜炎。另外，急性细菌性结膜炎有时候也跟体内的"热"有关系，所以我们可以配合吃一点清热解毒的药物，以改善机体的状态。得了急性细菌性结膜炎一定要清淡饮食。

10　中医如何治疗足跟痛

（1）针灸疗法：取阿是穴、太溪穴、昆仑穴和女膝穴或郄穴可治疗足跟痛，或针刺第二掌骨全息穴配合带针运动、配合梅花针加拔罐等，可舒筋通络，治疗足跟痛。大陵穴位于手部腕横纹中点，针刺疼痛部位对侧的大陵穴，对于足跟骨刺或不明原因的足跟痛，疗效较好。针刺后建议患者带针走路或跺脚，刺激足跟进行治疗。

（2）中药内服疗法：一般以滋补肝肾、祛邪除痹为其治则，处方采用独活寄生汤、补肾益气方等。药物组成以祛风寒湿药辅以补肝肾、养气血之品，特点为邪正兼顾，祛邪不伤正，扶正不碍邪。

（3）中药外用疗法：①可从祛湿、活血化瘀角度出发治疗。可采用金黄散加少许白醋浴足，配合足底理疗，7 d 为 1 个疗程。金黄散全方寒温并用、兼顾寒热温凉，可清热除湿、消瘀散结、止痛等。醋性温，味酸、苦，入肝经血分，有收敛、散瘀、止血的作用。金黄散加少许白醋可增活血祛瘀之功。②可采取中药熏洗法，对患者足跟部进行冲洗和浸泡。组方为牛膝、桂枝、海桐皮、地骨皮、伸筋草、黄柏、羌活、独活、防己、透骨草、三棱、莪术。③可采取中医定向透药疗法。处方：当归、川芎、白芷各 50 g，川乌、草乌、乳香、没药、桃仁、三七各 45 g，血竭、䗪虫各 40 g，杜仲、续断、透骨草各 30 g，细辛 10 g。

（4）小针刀联合外洗疗法：通过小针刀松解配合海桐皮

汤浸洗足跟以解除腱膜挛缩。对于部分足跟疼痛时间过久或足跟骨刺较严重者，除局部针刺外，还须行局部针刀治疗。

11　中医如何治疗腰痛

　　腰痛的病因多为外感、内伤与跌扑闪挫。其中感受外邪者发病急骤，腰痛明显，多为实证；内伤腰痛则起病隐匿，多以腰部酸胀、冷重，甚则下肢酸麻无力为主要表现，疼痛不甚。腰为肾之府，究其致病之源，皆因脏气已虚，复感外邪，而后现腰痛、腰重、腰酸及腰部筋脉拘急不利之象。中医治疗腰痛有内外治疗之分。内治法一般是通过四妙丸、抵挡汤、左归丸等补肾活血祛湿药物的综合作用来治疗腰痛。外治法具体有以下几种：①膏药外敷。患者可以在腰部贴一些行气止痛、活血化瘀的膏药，有助于改善局部病变。②按摩。通过按摩也可以改善腰痛，一般医生会通过揉、推、擦、扳等多个方法来治疗，有调整腰椎小关节紊乱的效果，也有通经活络的作用。③针灸。针灸是常用的缓解腰痛的方式，需要根据患者的症状、体征来治疗，分为针法和灸法。针法是在特定的穴位上刺针，通过提、插、捻、转等方法减轻疼痛；灸法是通过直接熏艾来治疗疾病。④拔罐、刮痧。通过拔罐、刮痧可以激发机体自我修复功能，有促进局部组织新陈代谢的效果，也能减轻疼痛。⑤针刀疗法。这是一种新技术，结合了针灸针和手术刀的特色及优势，对于不足 1 mm 的病变部位能进行有效地松解剥离、神经触激，从而缓解疼痛。

12 如何运用中药泡浴治疗强直性脊柱炎

中药泡浴，特别是中药泡脚，是中医宝库中一种优秀的理疗保健方法。有医学典籍记载："人之有脚，犹似树之有根，树枯根先竭，人老脚先衰。"因而早在几千年前，中医就很重视对双足的锻炼和保养，并运用足部泡脚按摩（足疗）来防病治病。中医保健理论中"春天泡脚，开阳固脱；夏天泡脚，暑湿可祛；秋天泡脚，肺润肠蠕；冬天泡脚，丹田暖和"的记载，正是对中药泡脚功能的形象概括。中药泡浴有着扩张血管的作用，能缓解肌肉痉挛和关节肌肉疼痛。

强直性脊柱炎患者采用中药泡浴疗法，主要是将药物集中于病灶部位，相对于全身用药不良反应小。中药泡浴可以选择红花、没药、乳香、青风藤等祛风止痛、活血的药物，结合热力使药效发散，直达病处，使气血运行，经脉通畅，既能驱除邪气，又能减轻症状，达到通则不痛，标本兼治的目的，但不能从根本上治愈疾病，还是要配合其他方法一起治疗。

13 如何运用穴位按摩治疗强直性脊柱炎

穴位按摩是中医的重要组成部分，它是以中医理论为指导，以经络腧穴学说为基础，结合西医的解剖理论，作用于体表特定部位，用来防病治病，调节机体生理病理状况的一种方法。穴位按摩主要采用揉法和滚法对患者体表施加周期性作用力，使毛细血管周围组织压力发生周期性变化，这样有利于血液的流通及组织之间的物质交换，达到活血化瘀的目的。穴位按摩通过对督脉和足太阳膀胱经腧穴的刺激，达到通经络、调节气血、振奋阳气的目的，可使正气内守，外邪不入。穴位按摩操作时要求深透用力，由弱渐强再由强渐弱，勿暴力点压。穴位按摩的常用手法有按、摩、推、拿、揉、捏、颤、打等。根据患者症状配以不同的腧穴可以达到调理脏腑功能、舒筋活络的作用。

14　如何运用拔罐治疗强直性脊柱炎

拔罐主要是在一些受累关节附近或腰背部一些相应的穴位附近进行治疗，可起到舒筋通络、活血化瘀、行气止痛、改善循环等作用，能帮助患者消除疲劳，释放压力，缓解疼痛和僵硬感。拔罐是通过排气造成罐内负压，罐缘得以紧紧附着于皮肤表面，牵拉神经、肌肉、血管及皮下的腺体，引起一系列神经内分泌反应，调节血管舒张、收缩功能和血管的通透性从而改善局部血液循环。拔罐有留罐、闪罐、走罐等形式，根据患者情况选择。

15　如何运用针灸治疗强直性脊柱炎

针灸分为针法和灸法。针法是用针刺入人体的穴位，运用手法以调整营卫气血。在临床上，中医先辨证诊断出病因，找出关键，明确病变属于哪一经脉、哪一脏腑，辨明它属于表里、寒热、虚实中的哪一类，然后进行相应的配穴处方治疗，以通经脉、调气血，使阴阳归于相对平衡，脏腑功能趋于调和，能快速缓解强直性脊柱炎患者腰背疼痛。

灸法对强直性脊柱炎患者有一定的辅助治疗作用。艾灸是将艾绒放在患者体表腧穴上烧灼、温熨，借灸火的温、热及药物的作用，通过经络传导，起到温通气血，扶正祛邪的功效，达到治疗疾病和预防保健的目的。对强直性脊柱炎患者，可使用督脉灸、大灸法等方法，能壮元阳、强腰脊、活气血、通经络，增强临床疗效。

16　什么是督脉灸

督脉是人体奇经八脉之一，总督一身之阳经，具有调节阳经气血的作用，乃阳脉之海。督脉灸治疗强直性脊柱炎更加突出了督脉在治疗脊柱相关性疾病中的作用。督脉灸又称铺灸，是一种来源于民间的传统灸法，施灸部位以督脉为主，也是脊柱的区域。督脉灸结合了经络、腧穴、药物及艾灸的多重作用，具有温阳通络、固本补虚、祛寒除湿、行气活血及调和阴阳的作用，可有效调节脏腑功能和身体阴阳平衡，调节脊神经的神经免疫与炎症反应，从而缓解疼痛症状，降低炎症因子的刺激，在强直性脊柱炎的治疗中实用性较强。

17 如何运用刮痧治疗强直性脊柱炎

刮痧就是利用刮痧器具刺激经络穴位，充分发挥营卫之气的作用，促进局部血液循环，起到祛除邪气，疏通经络，舒筋理气，祛风散寒，清热除湿，活血化瘀，消肿止痛的作用，以增强机体自身潜在的抗病能力和免疫机能，从而扶正祛邪、防病治病，有效改善患者的疼痛症状。

18 如何运用小针刀治疗强直性脊柱炎

小针刀外形似针灸的针，但其尖端有一狭窄的刀刃，可发挥针刺及刀切割的双重功能，是在外科手术疗法与中医传统针法的基础上形成的新型中医医疗器械。"针"与"刀"合一，通过激发经气、疏通气血，达到止痛目的。操作过程中的机械刺激，可使人体产生内源性阿片肽，发挥止痛作用。针刀通过对病变部位粘连挛缩的组织韧带进行松解，解除软组织压力和张力，疏通滑囊的闭锁，解除关节内高压而引起的张力性疼痛，使脊柱的应力得以调整，恢复其局部被挤压的组织，改善血液循环和组织代谢，修复损坏的韧带、组织，使脊柱重新恢复动态平衡，从而在根本上达到治疗目的。同时，针刀松解关节创伤小，不容易造成再次粘连和产生瘢痕，有良好的治疗效果，患者容易接受，值得在临床推广应用。

19　如何运用推拿治疗强直性脊柱炎

推拿为一种非药物的自然疗法、物理疗法，通常是指医者运用自己的双手作用于病患的体表、受伤的部位、不适的部位、特定的腧穴、疼痛的地方，运用推、拿、按、摩、揉、捏、点、拍等手法，以期达到疏通经络、推行气血、扶伤止痛、祛邪扶正、调和阴阳的疗效。

20　强直性脊柱炎的中医外治特色疗法机制是什么

中医认为，强直性脊柱炎属于"肾痹""骨痹"的范畴，肾虚督空为强直性脊柱炎的发病机制，气血不畅是导致患者病情不断加重的主要原因，因此该病的治疗以补肾益气、舒筋活络为原则。中医外治用针灸治疗，具有补肾气、活血、疏通经脉的作用。药物外用治疗中所使用的红花、乳香、草乌、川乌等中药具有通经活络、活血化瘀的功效；怀牛膝、当归、杜仲等中药具有温肾强督、益气养阴、通经止痛的功效。刮痧、推拿可疏通局部的气血流动，促进气血的运行。上述诸法联合可共奏补肾益气、舒筋活络的功效，并且能够有效改善强直性脊柱炎的临床治疗效果。

21 强直性脊柱炎的中医外治特色疗法效果如何

中医外治特色疗法可根据患者的自身特点因人选法，因法施治，可单独使用一种方法，也可多种方法同时使用，具有不良反应小、疗效显著等特点，还可配合药物及合理的功能锻炼改善临床症状，延缓病情发展。疼痛明显者，可采用针刀疗法、蜂疗等；腰背部活动受限伴疼痛明显者，可选用针法加中药蜡疗；伴有冷痛者，可考虑灸法、药物熏蒸、蜡疗等，如中药熏蒸联合督脉灸的方法；瘀阻伴冷痛明显者，可先行针刀松解局部肌肉，后采用针法，最后以艾灸散寒止痛。

综上所述，每种方案治疗强直性脊柱炎的效果都是显著的，但是我们仍要明确治疗机制，规范诊断和治疗标准，不断优化治疗方案，积极探索研究新疗法。因此，我们强调强直性脊柱炎患者应及早诊断治疗，维持长期缓解治疗，以延缓关节破坏，改善生活质量。

22 强直性脊柱炎患者仅口服中药可不可以痊愈

强直性脊柱炎患者通过口服中药能控制病情发展，延缓脊柱及关节的融合变形，提高生活质量，但单纯口服中药治疗是难以彻底治愈疾病的。

需要注意的是，虽然临床症状得到缓解，但不代表疾病已经根治，如果不继续给予积极的控制治疗，症状还会继续出现，病情也会持续发展。此病虽尚不能治愈，但经过系统规范治疗后，强直性脊柱炎患者脊柱关节疼痛可以缓解甚至消失，红细胞沉降率和 C 反应蛋白水平可以恢复正常，病情可长期处于稳定状态。

23　强直性脊柱炎患者仅进行针灸治疗可不可以痊愈

针灸不能根治强直性脊柱炎。它可促进经络气血运行，改善疼痛与僵硬等症状，有助于控制病情并改善预后；还可以预防患者肌肉萎缩，恢复关节功能，在患者康复治疗中具有重要作用。但针灸治疗不能替代常规的中西药物治疗，一般多作为辅助治疗方法。

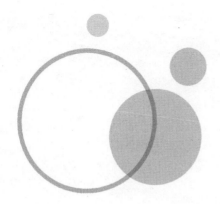

第五章　强直性脊柱炎的治疗

01　强直性脊柱炎的非药物治疗有哪些

强直性脊柱炎的非药物治疗包括以下几个方面：①对患者的教育。加强对患者的教育可以提高患者对疾病治疗的依从性。②体育疗法。患者通过适当的体育活动可保持脊柱的生理弯曲，防止畸形，同时保持胸廓活动度，维持正常的呼吸功能，以及保持骨密度和骨强度，防止出现骨质疏松、肢体失用性萎缩等。患者要根据个人情况选择适当的运动方式和运动量，以运动之后关节疼痛持续不超过 2 h 为度。在疾病急性活动期要注意休息，减少活动。要注意日常生活的正常姿势维持和活动能力，比如行走、坐位和站立时要挺胸、抬头、收腹，睡硬板床，取仰卧位。另外，患者要戒烟，并定期做深呼吸以维持正常的胸廓活动度。

02　强直性脊柱炎的药物治疗有哪些

强直性脊柱炎的药物治疗主要有非甾体抗炎药、抗风湿药、生物制剂、局部注射等。

（1）非甾体抗炎药是治疗强直性脊柱炎的主要药物之一，可缓解患者背部疼痛及僵硬症状。现在常用的有阿司匹林、吲哚美辛、对乙酰氨基酚、双氯芬酸、美洛昔康、弗洛西康、塞来昔布、罗非昔布、尼美舒利、扶他林、尼美舒利等。对于按需治疗还是持续治疗，目前研究结论不一。无论是急性发病还是在慢性病程中，非甾体抗炎药都可以用来改善患者脊柱和外周关节症状。欧洲指南推荐，减少药量或停药后症状复发的患者持续使用非甾体抗炎药；美国指南推荐，根据患者的既往使用药物、药物不良反应及并发症风险选择合适的非甾体抗炎药。

（2）抗风湿药主要分为传统合成类与生物类。使用此类药物的禁忌证包括脱髓鞘病变、恶性肿瘤、结核病等；不良反应包括感染、过敏等。国际脊柱关节炎评估协会与欧洲抗风湿病联盟建议符合以下条件的脊柱关节炎患者使用生物类抗风湿药：当患者出现 C 反应蛋白增高或放射检查及 MRI 提示骶髂关节炎，并遵从风湿免疫科医生意见使用两种不同的非甾体抗炎药已 4 周但效果不佳时。抗风湿药常用的有柳氮磺吡啶、甲氨蝶呤等，需长期坚持用药，并定期监测药物不良反应。柳氮磺吡啶被认为是唯一可能具有治疗强直性脊柱炎作用的传统合成类抗风湿药，常被风湿免疫科医生选用，特别是对于伴外周滑膜炎表现的患者。

（3）生物制剂：目前新兴的治疗药物品种可针对特定的致病途径靶向干预，达到治疗疾病的目的，常用的有依那西普、英夫利昔单抗、阿达木单抗、白细胞介素 -17A 拮抗剂等。

（4）局部注射：对于强直性脊柱炎患者不推荐长期使用糖皮质激素进行全身性治疗，这会加剧骨量减少（强直性脊柱炎的常见并发症之一）。但对关节腔、筋膜局部注射可使急性期患者受益，特别是单关节活动受限患者。对于难治性单关节炎，使用肿瘤坏死因子抑制剂局部注射治疗的争议性仍较大。虽然短期局部注射药物比较安全，但缺乏长期使用安全性的数据，仍不推荐临床过多使用。

03 强直性脊柱炎患者可不可以自行用药

强直性脊柱炎患者不能自行用药。强直性脊柱炎起病隐匿，是一种自身免疫病，治疗比较困难。治疗强直性脊柱炎的药物很多，但都有一定的适应证，不一定适合每位患者。用药不对症的话，会导致强直性脊柱炎病情加重，如果长时间使用药物，可能会使肝功能、肾功能遭到一定的损伤，产生抗药性、耐药性，使关节变形，延误病情，错失最佳的治疗时机。因此，患者不能仅根据临床表现就自己诊断强直性脊柱炎自行服药，所有患者均需接受专业的检查以明确诊断；强直性脊柱炎常用药物都有一定的不良反应，患者须在医生的监督下用药，并且定期检查，根据患者病情及时调整用药。

04 强直性脊柱炎患者病情平稳是否可以停药

强直性脊柱炎一旦确诊，即是终身的疾患，目前尚不能治愈，患者需要长期服用免疫抑制剂和（或）非甾体抗炎药进行治疗，或者运用生物制剂进行治疗。强直性脊柱炎一旦治疗不当，很可能会造成脊柱和髋关节的变形与残疾，也可能导致眼睛、肺、心和肾的病变。即使是长期服用药物的，部分患者风湿疾病病情也会有不同程度的发展。无明显症状并不代表病情就没有发展，患者不能就此停药。某些患者经过坚持服药，在完全控制病情发展的情况下，可以慢慢减少药物用量，但绝对不能自行停药。

生物制剂是目前针对自身免疫病的靶向性治疗药物。与非甾体抗炎药和缓解病情抗风湿药相比,生物制剂抗炎作用更强,有严格的应用标准。生物制剂的使用对象一般是年龄小或病情严重的患者,尤其是出现髋关节病变等不良预后因素的患者。这样的患者往往会出现腰臀位置的疼痛,C反应蛋白和红细胞沉降率较高,骶髂关节MRI提示骨髓水肿明显。因此,应用生物制剂的疗程也需要更久的时间——几个月到几年不等,有的患者甚至需要终身使用。当然大部分患者是可以做到减停药物的,但没有一个统一的时间。建议患者生物制剂在应用1年或更长时间后再考虑停药。需要注意的是,这里说的减停生物制剂并不是停止服用药物,而是过渡到服用非甾体抗炎药和缓解病情抗风湿药,因为停止服用药物很容易造成疾病的复发。

非甾体抗炎药:非甾体抗炎药有一定的不良反应,一般只要是患者没出现腰背疼痛和关节痛就可以考虑停药。

缓解病情抗风湿药:对于强直性脊柱炎患者而言,无论是一开始就使用,还是生物制剂后过渡到缓解病情抗风湿药后再使用,此时患者的病情都应该处于稳定状态,且炎症较轻,因此疗程也比较短。这里的停药有两种情况:①如果开始就使用非甾体抗炎药和缓解病情抗风湿药,且症状消失,炎症指标正常半年以上,可以考虑停药。②如果是在停用生物制剂后过渡到非甾体抗炎药和缓解病情抗风湿药,需要考虑复发的风险,通常要在炎症指标正常几年后再考虑停药。

05　如何应用非甾体抗炎药治疗强直性脊柱炎

　　非甾体抗炎药种类繁多，但对强直性脊柱炎的疗效大致相当，主要是减轻患者疼痛。如患者年轻，又无胃、肝、肾等器官疾病或其他禁忌证，吲哚美辛可作为首选药物。服用方法：吲哚美辛 25 mg，每天 3 次，饭后即服。夜间痛或晨僵显著者，晚睡前用吲哚美辛栓剂 50 mg 或 100 mg 塞入肛门，可获得明显改善。其他可选用的药物如双氯芬酸通常每天总剂量为 75 ~ 150 mg；美洛昔康 15 mg，每天 1 次；塞来昔布 200 mg，每天 2 次。因为这类药不良反应较多，所以医生应针对每个患者的具体情况选用一种非甾体抗炎药，患者尽量避免同时服用 2 种或 2 种以上的这类药物。

06　非甾体抗炎药有哪些不良反应

　　非甾体抗炎药的不良反应主要有损伤消化道、影响机体凝血机制，以及导致肾功能异常等。具体如下：

　　（1）药物积累，最常见的就是上腹饱胀不适，或出现腹痛、恶心、呕吐、反酸、食欲减退等情况。

　　（2）长期大量服用这类药物可能会损伤消化道、食道、胃及肠道黏膜，造成溃疡、出血、糜烂、肠道狭窄甚至穿孔。

　　（3）可能影响机体凝血机制，患者可出现牙龈出血、鼻出血、皮肤青紫或出血点、皮肤破口或手术切口出血不易停止、白细胞减少、再生障碍性贫血等。

（4）可能出现神经系统的不良反应，如头晕、头痛、耳鸣、嗜睡、失眠，甚至可能会出现幻觉、震颤等。

（5）长期服用这类药物可导致肾间质损害，造成肾功能异常。

（6）本身是过敏体质的患者在服用非甾体抗炎药期间，可能出现皮肤的红疹、瘙痒，甚至是血管神经性水肿，以及药物诱发的哮喘等过敏反应。

（7）其他不良反应，如胎儿发育异常等。

07 治疗强直性脊柱炎的免疫抑制剂有哪些

免疫抑制剂是对机体的免疫反应具有抑制作用的药物，能抑制与免疫反应有关的细胞（T细胞和B细胞等巨噬细胞）的增殖和功能，降低抗体免疫反应；开始主要用于治疗恶性肿瘤，随后又用于器官移植，近年来被广泛应用于治疗风湿免疫病。常见分类主要有以下几种：

（1）抑制白细胞介素 −2 类药物：主要包括环孢素、他克莫司等。应用后可能有食欲减退、嗜睡、震颤、感觉异常、胃肠道反应、过敏反应等不良反应。

（2）抑制细胞因子基因表达类药物：如泼尼松、泼尼松龙、地塞米松等糖皮质激素，可作用于免疫反应的各个时期，具有影响物质代谢过程、抗炎、抗免疫等作用。若大剂量使用可能出现感染、糖尿病、消化道溃疡等不良反应。

（3）抑制嘌呤或嘧啶合成类药物：如硫唑嘌呤、甲氨蝶吟、6- 巯嘌呤等，具有干扰嘌呤代谢、抑制嘌呤核苷酸合成等作用。应用后可能有恶心、呕吐、皮疹等不良反应。

（4）阻断 T 细胞表面信号分子类药物：如来氟米特、吗替麦考酚酯等。应用后可能有寒战、发热、呕吐、腹泻、呼吸困难等不良反应。

08 使用免疫抑制剂都有哪些不良反应

使用免疫抑制剂常见的不良反应：①胃肠道反应，患者多会出现恶心、呕吐、食欲下降等。②骨髓抑制，这也是比较常见的不良反应，可能发生粒细胞减少或缺乏症，会出现白细胞减少、血小板减少等。③黄疸、肝功能异常、肾功能损害。④性功能损害，尤其是男性，少数会引起不育。⑤脱发。⑥出血性膀胱炎，导致患者血尿增多。⑦其余常出现带状疱疹，或各种真菌、细菌、病毒等病原微生物的感染，也可能造成血压的升高等。不同药物不良反应不同，下面具体介绍几种：

（1）环孢菌素。环孢菌素是最常用的免疫抑制剂之一，常用于肝移植排斥反应治疗，对真菌感染、遗传性皮肤炎、自身免疫性荨麻疹也有治疗效果。环孢菌素的不良反应主要有胃肠道反应，表现为恶心、呕吐、食欲下降等。有些患者会出现牙龈增生的现象，一般在停药 6 个月后消失。

（2）他克莫司。他克莫司属于新型免疫抑制剂，效果比环孢菌素更强，可用于治疗器官移植排斥反应、系统性红斑狼疮、特应性皮炎等。该药物的不良反应主要有心血管症状、高血压等；个别患者会出现心绞痛、心悸、心律失常等。

（3）环磷酰胺。环磷酰胺可用于治疗各种自身免疫病，包括系统性红斑狼疮、类风湿关节炎、溃疡性结肠炎、天疱疮等。这种药物的不良反应主要是骨髓抑制，表现为红白细胞减少、血小板减少、贫血等。其他比较少见的不良反应有消化道反应、脱发、口腔炎等。

免疫抑制剂的类型非常多，每种药物都有一定的不良反应，一定要谨慎使用。不少免疫抑制剂存在肾毒性，容易引发肾功能减退，因此在治疗期间，患者要定期检查肾功能。

09 强直性脊柱炎患者使用免疫抑制剂应注意哪些问题

（1）使用免疫抑制剂的原则：服用前完善丙型肝炎病毒抗体、肝功能、肾功能、血常规、尿常规等检查，并在专科医生指导下使用；定期查血常规、尿常规、肝功能、肾功能：开始3个月为每2周1次，以后则1～3个月检查1次，出现异常及时就医，严重者及时停药；服药期间不能妊娠，停药半年以上才能妊娠。

（2）预防肝损害：①服用保肝药，如葡醛内酯、维生素C等。②多喝蜂蜜保肝，提高抗感染力，滋阴润燥，补中润肺。③"高蛋白质"和"充足热量"是饮食原则，但病情重、血氨高的患者不宜进食过多高蛋白质食物，以免加重肾功能损害。④少吃腌制食物和高脂食物。⑤勿进食猪肝来补肝，动物肝脏毒素会伤肝；动物肝脏含铜量高，其会在肝及脑内积聚，引起黄疸和贫血等。⑥禁饮酒。

（3）防治白细胞降低：①摄入高蛋白、低脂、高热能、高维生素的食物，如鱼、鸡、猪瘦肉、鸡蛋、牛奶、新鲜蔬菜和水果等，植物脂肪与动物脂肪比例在 1∶1～2∶1。②有助于提高白细胞的食物有鹅血、鸭血、蜂王浆、大枣、灵芝、山药、冬虫夏草、鸡蛋、甲鱼、花生、银耳。③忌偏食，忌烟、酒及辛辣食物。④必要时在医生指导下酌情使用药物，如维生素 B_4、维生素 B_6、鲨肝醇等。

（4）防治血小板减少：①饮食清淡，不吃刺激性食物，减少摄入海鲜、木耳、葡萄和羊肉等。②可食用花生、红枣炖猪蹄、阿胶等。③保持情绪稳定。④必要时在医生指导下酌情使用药物，如升血小板胶囊等。

（5）预防不良反应：①用甲氨蝶呤者，服甲氨蝶呤的第三天服叶酸 5～10 mg（忌同日服用，不然会导致甲氨蝶呤失效），可减少口腔溃疡、胃肠道反应和肝损害等的发生，但对特异质骨髓抑制和肺纤维化无效。②用环磷酰胺者，应早上饭后服药，并大量喝水、频繁排空膀胱；反复检测尿中的红细胞，警惕出血性膀胱炎发生。③使用来氟米特者，应每天监测血压，若多次血压都高可在医生指导下使用降压药。

（6）服用羟氯喹的注意事项：①使用剂量小，绝大多数无不良反应，但仍要注意观察。②服用 1 年左右到眼科检查眼底和角膜等。③服用 1 年左右检查 1 次心电图，有房室传导阻滞者禁用。④国外相关报道称，服用本药可备孕。

（7）服用柳氮磺吡啶的注意事项：①多饮水。②磺胺过敏者不要使用。③尿液是黄色的不要害怕。④定期检查血常规、尿常规、肝功能、肾功能。

10 治疗强直性脊柱炎的生物制剂有哪些

现在治疗强直性脊柱炎的生物制剂有很多，包括肿瘤坏死因子抑制剂和白细胞介素 –17 抑制剂等。

（1）最常应用的就是肿瘤坏死因子抑制剂。肿瘤坏死因子抑制剂已被证明能有效改善强直性脊柱炎患者的腰椎前凸畸形，也可调节新骨形成。

最近的一项研究表明，核因子 κB 活化因子受体的多态性增加了强直性脊柱炎的发生风险。现在可用于临床治疗强直性脊柱炎的肿瘤坏死因子抑制剂主要包括英夫利昔单抗、阿达木单抗、戈利木单抗及依那西普等。对于活动性强直性脊柱炎患者，肿瘤坏死因子抑制剂可降低 MRI 检测到的骨关节炎症水平。但肿瘤坏死因子抑制剂有自身的局限性（如患者对肿瘤坏死因子抑制剂没有反应或不能耐受），因此迫切需要替代疗法。

（2）白细胞介素 –17 抑制剂：白细胞介素 –17 是强直性脊柱炎患者最活跃的细胞因子之一，通过核因子 κB 活化因子受体直接促进破骨细胞生成，并与肿瘤坏死因子一起发挥作用。白细胞介素 –17 具有双重作用，它不仅可以通过与肿瘤坏死因子的互补作用促进骨破坏，而且可以促进炎症部位或暴露在机械应力下的骨形成。因此，白细胞介素 –17 通路为强直性脊柱炎新疗法的开发提供了一个很有前途的靶点。白细胞介素 –17 抑制剂包括苏金单抗、伊克珠单抗、比美吉珠单抗等。苏金单抗在减轻强直性脊柱炎的症状和体征方面有显著疗效。伊克珠单抗目前在国外批准的适应证为银屑病、银屑病关节炎、活动性强直性脊柱炎。比美吉珠单抗可有效中和白细胞介素 –17A 和白细胞介素 –17F，起到双重抑制的作用。目前，比美吉珠单抗的临床适应证有银屑病、银屑病关节炎和强直性脊柱炎（目前所有适应证均处于Ⅲ期）。

目前国际或国内建议将肿瘤坏死因子抑制剂作为首选生物制剂，主要是因为与苏金单抗等白细胞介素 –17 抑制剂相比，肿瘤坏死因子抑制剂有更多的应用经验和更广泛的药物应用背景。但随着临床经验的扩大及良好的比较和研究结果，情况可能会随着时间的推移而改变。针对白细胞介素 –17 的新药预期未来可能导致强直性脊柱炎治疗策略的改变。

11 生物制剂在强直性脊柱炎患者中的应用有什么特点

强直性脊柱炎患者应用生物制剂以后，临床起效时间在 2 周左右，可以见到疼痛、晨僵得到缓解，而且红细胞沉降率、C 反应蛋白等炎性指标也会出现明显下降。另外，从长期疗效来看，生物制剂可在一定程度上预防强直性脊柱炎患者出现骨结构破坏。尤其是白细胞介素 –17A 的单抗预防骨结构破坏发展的效果比较令人满意。对于强直性脊柱炎患者，如果出现肠道病变，可应用肿瘤坏死因子抑制剂，其临床疗效相较于其他类型的生物制剂更明显。生物制剂在强直性脊柱炎患者治疗中长期耐受性较好。

白细胞介素 –17 抑制剂和肿瘤坏死因子抑制剂对比，一

般认为白细胞介素 –17 抑制剂对人体正常免疫功能影响较小，结核感染风险更低，能够更好地抑制新骨形成，但价格目前也相对贵一些。而肿瘤坏死因子抑制剂抗炎力量同样强大，药物上市时间长，医生使用经验更丰富，价格相对便宜些，但对异常新骨形成的抑制作用要比白细胞介素 –17 抑制剂弱一些。

12 强直性脊柱炎患者使用生物制剂应注意哪些问题

生物制剂最常见的不良反应是引起感染，会降低人体对结核菌、肝炎及其他慢性感染的抵抗力。准备使用生物制剂前必须对患者进行筛查，包括询问是否有感染病史、做影像学检查等。有结核病史、肺部有结核陈旧灶的患者应禁用生物制剂；单纯结核菌素试验为强阳性的患者应暂时避免使用生物制剂，可以经抗结核药物治疗一段时间对生物制剂试验反应减弱后和抗结核药物合并使用。在使用生物制剂治疗期间患者应避免和活动性结核病患者密切接触，同时需要定期检查血常规、肝功能、肾功能等安全性指标。另外，肿瘤坏死因子抑制剂绝大部分是注射药品，有些患者在注射部位会出现局部红斑、瘙痒、肿胀等症状，增加细菌感染风险，使活动性乙型病毒性肝炎加重，使原有充血性心力衰竭加重，个别患者会出现神经脱髓鞘病变等，少数患者对英夫利昔单抗可能出现输液反应，在临床中需要严密观察，定期进行有关病情及安全性指标的检查。

13 妊娠期女性和哺乳期女性该如何选择药物

妊娠期女性和哺乳期女性选择药物的总体原则：①育龄期风湿病患者应告知医生生育计划，在计划妊娠前调整治疗药物。②处于妊娠前或妊娠期和哺乳期的风湿病患者的治疗应旨在预防或抑制母亲疾病活动，并使胎儿和幼儿暴露于无害环境。③考虑药物治疗对胎儿和幼儿的风险时，应权衡不治疗母亲所患疾病对其及胎儿和幼儿的风险。④妊娠期和哺乳期药物治疗决策应基于风湿免疫科医生、妇产科医生及患者的意见，必要时包括其他科室医务人员的意见。妊娠期和哺乳期适用药物包括抗疟药、柳氮磺吡啶、环孢素、注射用免疫球蛋白和糖皮质激素。甲氨蝶呤因存在胎儿致畸风险，需在妊娠前停用。英夫利昔单抗可持续使用至孕16周，而依那西普和阿达木单抗可使用至妊娠中期。

妊娠期选择药物：①羟氯喹、氯喹、柳氮磺吡啶、硫唑嘌呤、环孢素、他克莫司和秋水仙素被证明适用于妊娠期，应继续应用以维持疾病缓解或预防疾病复发。②甲氨蝶呤、吗替麦考酚酯和环磷酰胺具有胎儿致畸性，应在妊娠前停药。③若需控制活动性症状，妊娠期应考虑应用非选择性环氧合酶抑制剂和泼尼松。非甾体抗炎药仅用于妊娠早期和中期。④妊娠期母亲疾病严重、难治时，应考虑甲泼尼龙静脉冲击、静脉给予免疫球蛋白。⑤靶向合成缓解病情抗风湿药和抗炎药的妊娠期应用文献不足，应避免应用，直至进一步研究证据出现。这些药物包括来氟米特、米帕林、托法替尼等。⑥在生物合成缓解病情抗风湿药中，肿瘤坏死因子抑制剂应考虑在妊娠早期应用。依那西普和赛妥珠单抗因胎盘转运率低，或可考虑妊娠全程应用。⑦利妥昔单抗、阿那白滞素、托珠单抗、阿巴西普、贝利木单抗和优特克单抗由于妊娠期用药安全性文献有限，应在计划妊娠前换用其他药物。仅当无其他药物可有效控制妊娠期母亲疾病时，才考虑在妊娠期应用上述药物。

哺乳期应用缓解病情抗风湿药：①若母乳喂养的婴儿无禁忌证，与母乳喂养不冲突的药物（包括羟氯喹、氯喹、柳氮磺吡啶、硫唑嘌呤、环孢素、他克莫司、秋水仙素、泼尼松、免疫球蛋白等）可考虑继续应用于哺乳期。②甲氨蝶呤、吗替麦考酚酯、环磷酰胺、来氟米特、托法替尼等药物的哺乳期安全性数据有限，应避免应用。③英夫利昔单抗、阿达木单抗、依那西普和赛妥珠单抗经证明母乳转运率低，可被考虑用于哺乳期女性。④若其他方法可控制疾病，缺乏哺乳期安全性数据的利妥昔单抗、阿那白滞素、贝利木单抗、优特克单抗、托珠单抗和阿巴西普等药物，应避免用于哺乳期女性。

14 糖皮质激素有哪些药物

糖皮质激素根据生物半衰期的长短，又分为短效糖皮质激素、中效糖皮质激素、长效糖皮质激素。①短效糖皮质激素生物半衰期为 8 ~ 12 h，代表药物主要包括氢化可的松、可的松。②中效糖皮质激素生物半衰期是 12 ~ 36 h，代表药物主要包括泼尼松、泼尼松龙及甲泼尼松龙。③长效糖皮质激素生物半衰期是 36 ~ 72 h，代表药物主要包括地塞米松、倍他米松。

15 应用糖皮质激素有哪些不良反应

（1）诱发或加重感染：糖皮质激素可抑制机体的免疫功能，且无抗菌作用，故长期应用常可诱发或加重感染，可使体内潜伏的感染灶复燃或扩散。

（2）物质代谢和水盐代谢紊乱：长期大量应用糖皮质激素可引起物质代谢和水盐代谢紊乱，出现浮肿、低血钾、高血压、糖尿病、皮肤变薄、满月脸、水牛背、向心性肥胖、多毛、痤疮、肌无力和肌萎缩等症状。此外，糖皮质激素由于抑制蛋白质的合成，可延缓创伤患者的伤口愈合，儿童可因抑制生长激素的分泌而造成负氮平衡，使生长发育受到影响。

（3）心血管系统并发症：长期应用糖皮质激素可导致水钠潴留和血脂升高，诱发高血压和动脉粥样硬化。

（4）消化系统并发症：长期使用糖皮质激素可使胃或十二指肠溃疡加重，在合用其他有胃刺激作用的药物时更易发生，对少数患者可诱发胰腺炎或脂肪肝。

（5）白内障和青光眼：糖皮质激素能诱发白内障，全身或局部给药均可发生；糖皮质激素还能使眼内压升高，诱发青光眼或使青光眼恶化，全身或局部给药均可发生。眼内压升高的原因可能是糖皮质激素使眼前房角小梁网结构的胶原束肿胀，阻碍房水流通。

（6）骨质疏松或脊椎压迫性骨折：这是各种年龄的患者在糖皮质激素治疗中会发生的严重并发症，肋骨及脊椎具有高度的梁柱结构，通常受影响最严重。这可能与糖皮质激素抑制成骨细胞活性，增加钙、磷排泄，抑制肠内钙的吸收，以及增加骨细胞和甲状旁腺素的敏感性等因素有关。

（7）神经精神异常：糖皮质激素可引起多种形式的行为异常，常可掩盖某些疾病的症状而贻误诊断。如神经过敏、激动、失眠、情感改变等，甚至出现明显的精神病症状，某些患者还有自杀的倾向。此外，糖皮质激素可能会诱发癫痫的发作。

16 强直性脊柱炎患者治疗过程中需不需要使用激素

从患者的关节病变方面考虑，并不适合使用激素治疗，但有些特殊情况可能就需要激素来帮忙了：

（1）病情发展快、全身症状明显者（如出现发热、全身酸痛、乏力等），应用非甾体抗炎药及慢作用抗风湿药等治疗后仍无效时，可口服小剂量激素（如强的松、甲泼尼龙等），病情严重者则需应用大量激素。

（2）外周关节受累严重者应用非甾体抗炎药无效时，为尽快缓解局部炎症，减轻局部疼痛，可关节腔内注射激素，必要时联合全身用药。

（3）合并关节外并发症者，大约有 1/4 的强直性脊柱炎患者在病程中可发生前葡萄膜炎。一旦经过眼科医生检查确诊前葡萄膜炎，就应该开始应用激素治疗。病情较轻的患者可用激素类眼液点眼；病情严重的需要口服甚至静脉注射激素进行全身治疗。

（4）针对全身用药效果不好的顽固性外周关节炎，如有膝关节肿胀疼痛症状，可用关节腔内注射糖皮质激素进行治疗。

（5）对有髋关节受累的患者来说，如果影像学检查提示有滑膜炎、大量积液等活动性病变，且关节间隙没有明显变窄、融合时，可选择在超声引导下对髋关节局部注射激素。

（6）持续足跟痛无法缓解或治疗后效果较差的强直性脊柱炎患者，如果超声证实是由强直性脊柱炎的附着点炎引发，患者可局部注射糖皮质激素治疗。但应注意避免直接注射肌腱或注射次数过多、剂量过大而引起肌腱断裂。

17　强直性脊柱炎患者治疗过程中如何合理使用激素

激素的使用原则为尽量小剂量、短疗程应用。在激素的临床应用中，应注意以下问题：

（1）要根据病情选择不同的剂型、用药方法和给药途径。

（2）若大剂量（如 60 ～ 80 mg/d）使用激素，治疗时间应尽可能缩短，并尽快减量至 30 mg/d 以下，维持量尽量小，应在 15 mg/d 或以下。

（3）单用激素常常难以达到理想的治疗效果，可联合使用免疫抑制剂以减少激素用量，巩固治疗效果。

（4）疾病得到控制后，激素用量要逐渐减少。如在 30 mg/d 以上，一般每周减量 5 ～ 10 mg/d。低于 10 mg/d 后，每月减量 1 mg 左右，在 <7.5 mg/d 时则无明显不良反应。

（5）大剂量、长疗程激素治疗的患者应补充钙剂和维生素 D，并注意适当锻炼等。

（6）用药过程中应检测相关指标，及早发现问题，预防严重不良反应的发生。

18　强直性脊柱炎患者治疗过程中激素如何减量

激素用量比较大、治疗时间比较长的患者，可以每隔 3～5 d 减量 1 次，每次按使用量的 20% 左右递减。对于需要长期用药但激素用量不大的患者，减量通常需要缓慢进行，可以每隔 10～14 d 减量 1 次，每次按使用量的 5%～10% 递减。如果在激素减量过程中原有疾病复发或加重，应加大剂量重新开始再次治疗，下次减量时的速度应该再放慢些。此外，使用糖皮质激素剂量过大、疗程在 1 年以上的患者，最好每 1～2 个月减量 1 次，每次减量 1 mg，这样可以使肾上腺皮质功能逐步恢复。

19　强直性脊柱炎患者治疗过程中如何预防激素不良反应

其实激素没那么可怕，有些不良反应随着病情缓解、激素减量可逐渐减轻至消失，有些则可以提前采取一些措施预防其发生。

（1）肥胖、满月脸、水牛背、皮肤紫纹等不良反应的预防措施。少吃主食，少吃油脂大的食物，多吃蔬菜，减少能量摄入。适当运动，增加能量消耗。待激素减量和停药以后，肥胖、满月脸、水牛背均可恢复。对于已经形成的皮肤紫纹不能完全消除，但可以变浅。

（2）胃肠道反应（包括胃肠道出血、消化性溃疡或穿孔）等不良反应的预防措施。尽量避免摄入刺激性食物和硬冷不易消化的食物。如果出现胃痛、反酸、胃灼热等情况，可以用抑制胃酸分泌的药物（如奥美拉唑、泮托拉唑等）保护胃黏膜。同时注意观察有无黑便等消化道出血的情况。

（3）骨质疏松及骨折或股骨头缺血性坏死等不良反应的预防措施。钙片联合维生素 D 的治疗可提高骨密度，预防骨质疏松。晚上睡前直接吞服钙片补钙效果最佳。适当摄入奶制品、绿叶蔬菜、豆制品等钙含量丰富的食物，同时也要避免吸烟、酗酒等加速骨量减少的不良习惯。适当锻炼（每周 5 次，每次 30 min），如快走、慢跑等，可增加骨密度。如已经发生骨质疏松，可使用双膦酸盐治疗。服用激素量大于 20 mg/d、5 个月以上，需要定期检查股骨头的变化，MRI 能比 X 射线检查、CT 更准确、更早期地发现股骨头病变。

（4）精神症状等不良反应的预防措施。患者可出现精神症状，如欣快感、激动、谵妄、不安、定向力障碍，也可表现为抑郁。在减少激素剂量或终止治疗后，这些精神症状大部分（>90%）会消失。然而，有时需要使用镇静剂、抗精神病药、抗抑郁药来治疗。地塞米松最易引起精神症状，对有精神症状及可疑者应避免使用地塞米松。

（5）感染等不良反应的预防措施。应用激素会引发或加重感染，如严重的肺部感染，尤其是真菌性感染，可危及生命。

预防措施：注意休息，根据天气变化增减衣物。注意个人卫生，适当运动增强抵抗力，避免去人群密集的地方，出门戴口罩避免交叉感染。一旦有感染症状立即药物治疗，千万不要硬抗。

（6）血糖和血压升高的预防措施。严格执行低盐、低脂的饮食原则，并适当运动。定期监测血糖、血压以早期发现高血糖、高血压。对于药物性的糖尿病和高血压，可以应用降糖药和降压药治疗，随着激素的减量，多数可恢复正常。

（7）糖皮质激素停药综合征的预防措施。有时患者在停药后会出现头晕、昏厥倾向、腹痛或背痛、低热、食欲减退、恶心、呕吐、肌肉或关节疼痛、头疼、乏力、软弱，经仔细检查如能排除肾上腺皮质功能减退和原来疾病的复发，则可考虑为糖皮质激素停药综合征。预防措施：避免骤然停药，要遵医嘱缓慢减量。

（8）皮肤痤疮的预防措施。尽量避免进食油脂大、辛辣刺激的食物，戒掉熬夜的习惯。激素性痤疮不要抓挠和暴力挤压，以免造成皮肤感染。可以应用维生素 B_6、阿达帕林等减轻症状。

（9）眼病的预防措施。长期大量使用激素可致眼压升高，严重者可诱发青光眼，还可并发白内障等。患者要定期进行眼科检查，如出现视物模糊、眼睛胀痛，及时至眼科诊治，并结合眼科医生建议减量激素或停药。

（10）抑制生长发育的预防措施。长期大量应用激素可能导致生长发育缓慢。预防措施：适当增加营养摄入，避免熬夜（生长激素在夜间分泌）。病情允许范围内尽量缩短激素的疗程，可联合免疫抑制剂，以减少激素用量或加速激素减量的过程。

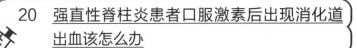

20　强直性脊柱炎患者口服激素后出现消化道出血该怎么办

长期服用一些激素会刺激胃黏膜，可能导致消化道出血，此时需要暂停使用损伤胃黏膜的药，或选择环氧合酶 –2 抑制剂，并在医生的指导下应用止血药物和抑酸护胃药物、胃黏膜保护药物及对症扩容支持治疗药物。若要进行输血治疗，需要在医生的指导下完善血常规、电解质、大便常规、大便潜血、腹部超声等检查综合评估病情。病情允许情况下尽早完善内镜检查明确出血情况，必要时可以进行内镜下微创止血治疗。消化道出血急性期需要短暂禁食，出血停止 48 h 后在医生指导下由清淡全流质饮食逐渐过渡到正常饮食。

21　服用激素后出现骨质疏松该怎么办

强直性脊柱炎患者可能由于炎症反应引发的破骨活动增强、关节强直导致的脊柱活动性降低及疾病活动程度、口服药物等因素早期出现骨质疏松。若服用激素后患者出现骨质疏松，应从以下几个方面采取措施：

（1）如果病情稳定，可减少激素使用剂量，去掉诱发骨质疏松的原因，应用短效、起效快的激素而非长效激素，每天清晨顿服而非分开口服。目前，相关指南并不提倡间断应用激素的做法。

（2）日常生活中多晒太阳，能促进人体通过饮食吸收钙质。鼓励患者负重运动和锻炼，增加骨密度，预防骨量减少和肌肉萎缩，降低发生骨质疏松的风险。负重运动是以增加肌肉强度及体积为目的的运动，能够强化肌肉力量、强化骨骼。常见的负重运动包括慢跑、举哑铃、跳绳、俯卧撑等。

（3）补充钙及维生素 D。对于所有接受任意剂量的长期糖皮质激素治疗或开始预期疗程不短于 3 个月的糖皮质激素治疗的患者，我们推荐补充钙和维生素 D。大部分患者每天需要 1200 mg 的钙（普通人 800 mg）及 800 IU 的维生素 D，可以服用一些钙片、维生素 D 制剂。

（4）饮食方面可以多喝牛奶及吃鸡蛋的蛋白、瘦肉、菠菜等含钙量比较高的食物。通过一段时间的调养一般都能够有一定的改善，只不过调养时间比较长。

22 患者使用激素后不幸又感染了肺结核该怎么办

用激素治疗可能会导致患者抵抗力下降，加重结核感染，所以激素的治疗可能需要根据病情的需要应用，及时给予停药是非常必要的，避免患者身体免疫功能明显下降，引起其他的感染。同时，需要根据患者病情选择合适的抗结核药，并增强患者自身对疾病的抵抗能力。

23 如何才能将激素不良反应发生风险降到最低

（1）治疗强直性脊柱炎不能单纯依靠激素，需要与慢作用抗风湿药联用；控制住急性发作后也不能立即停药，必须慢慢减量，否则病情容易反复。

（2）服药时间应在早上 8 点（因人体内糖皮质激素的分泌是有昼夜节律的，其血浓度是在早上 6 ~ 8 点达到高峰，以后逐渐下降），一次顿服。

（3）从一开始应用激素就要补充钙和维生素 D，同时多晒太阳，防止钙流失后出现骨质疏松。

（4）使用激素过程中应密切观察患者有否出现感染、代谢紊乱（电解质、血糖、血脂）、消化道出血、血压升高、股骨头坏死等不良反应。对儿童还应监测其生长发育情况。

（5）长时间应用激素的患者如需接受手术，需在术前和术后给予足量的激素替代治疗，以防止可能发生的肾上腺皮质功能不全。如果是较大手术，术前可考虑氢化可的松或甲泼尼龙等静脉滴注；术后的激素剂量应逐渐减量至术前水平。

（6）妊娠期应用小剂量激素治疗对母婴的不良反应较小，但仍应在风湿免疫科、产科医生的指导下应用，并密切观察。

强直性脊柱炎患者可以应用激素，但治疗应该规范化，应在考虑其疗效和不良反应两种因素的前提下尽量为患者选择"最佳"的剂量和用法，最终让患者最大限度地获益，避免发生严重的不良后果。

24 激素和钙片该同时服用还是间隔服用

长期口服激素容易导致骨质疏松，因此建议患者配合服用钙片，以预防骨质疏松。在服药时，钙片与激素可以同时服用，但是一般建议激素类药物在早餐后服用，钙片在晚餐后服用，吸收效果最好。一方面，晚餐进食后可以促进胃酸分泌，钙可以在胃酸的作用下分解成钙离子，从而被人体吸收；另一方面，钙的吸收在夜间达到高峰。

25 常见的钙剂有哪些，它们各有什么特点

目前，我国钙剂主要分四类：

（1）有机钙：我国传统的钙补充剂之一，其优点是容易溶解，缺点是含钙量低。这类制剂有乳酸钙，含钙量 13%；葡萄糖酸钙，含钙量 9%。有机钙制成片剂后含量更低，要达到成人每天补充钙 800 mg，需服用大量药片。

（2）无机钙：如碳酸钙，含钙量较高，价格便宜，但吸收率低，并对肠胃有一定的刺激。

（3）活性钙：生物钙（贝壳类）高温煅烧而形成的钙混合物，含钙量高，但水溶液是强碱性，对胃肠刺激性大，含重金属，不建议使用。

（4）酪蛋白钙：最新一代生物类的钙，由牛奶中的酪蛋白离子和钙离子反应制得，含钙量高，容易被人体吸收，是国

内唯一一款不需要维生素 D 就可以很好吸收的钙，对肠胃没有任何刺激，是目前比较理想的补钙制剂。

26　什么是激素撤药综合征

尤其是每天激素给药的患者，如果减量过快或突然停药，当遇到感染、创伤、手术等严重应激状况时，可能会引起肾上腺皮质功能不全或危象，表现为恶心、呕吐、乏力、低血压、休克，需要及时抢救，这就是激素撤药综合征。这是长期大剂量使用糖皮质激素，反馈性抑制垂体肾上腺皮质轴，导致肾上腺皮质萎缩的结果。

27　强直性脊柱炎患者合并肝功能损害如何安全用药

治疗强直性脊柱炎的药物伤肝表现在药物本身的不良反应较大，对肝存在负面影响；另外就是长期大量服用药物，肝的解毒功能超负荷运转，进而对肝造成一定程度的损害，影响肝正常的解毒、过滤、储存的功能。因此，当患者合并肝功能损害时要尽量避免使用损害肝功能的药物，并及时用上保肝药，定期复查肝功能。

28　强直性脊柱炎患者合并恶性肿瘤如何治疗

　　针对强直性脊柱炎合并恶性肿瘤患者的治疗，目前无相关指南。恶性肿瘤的治疗药物多具有免疫抑制作用，可能对强直性脊柱炎患者的病情控制有所帮助。恶性肿瘤的预后较强直性脊柱炎差，一旦两者同时存在，应以治疗恶性肿瘤为主。强直性脊柱炎治疗药物（包括肿瘤坏死因子抑制剂和缓解病情抗风湿药）可能增加患者发生恶性肿瘤的风险。因此，在治疗恶性肿瘤期间应限制相关药物的应用。

29　强直性脊柱炎患者合并结核如何治疗

　　强直性脊柱炎合并结核一般以治疗结核为主，以免引发肺部感染。一般抗结核治疗的疗程需要9个月甚至1年以上，具体的用药方案要根据患者的结核中毒症状严重程度决定。在强直性脊柱炎活动时期可以同时应用抗结核及治疗强直性脊柱炎的药物。

　　对于病情稳定的患者，可以暂时停用生物制剂或免疫抑制剂，只服用非甾体抗炎药缓解症状，同时以抗结核治疗为主。对于潜伏结核和非活动性结核病者，建议慎用生物制剂。如需使用，建议治疗前先给予预防性抗结核治疗至少4周，治疗过程中严密监测结核感染，警惕潜在结核感染的活化及新发结核感染。

预防性抗结核治疗方案：单药异烟肼每天服用，持续
6～9个月，或利福喷丁联合异烟肼每周服用1次，持续3个
月，或异烟肼联合利福平每天服用，持续3个月；也可选择利
福喷丁联合异烟肼每天服用，持续1个月，或单药利福平每
天服用，持续4个月。对有结核高危因素、经病情评估后需
使用生物制剂者，建议谨慎使用融合蛋白类肿瘤坏死因子抑制
剂或司库奇尤单抗，治疗过程中应严密监测结核发病风险。

若是活动性结核病或结核感染（状态），禁用生物制剂。
需至少给予标准抗结核治疗6个月后，再考虑使用生物制剂。

30　强直性脊柱炎患者合并肝炎如何治疗

肝炎是比较常见的传染性疾病，如果合并强直性脊柱炎，
治疗过程中要注意兼顾。尤其是强直性脊柱炎在使用激素或免
疫抑制剂治疗过程中，一定要防止引起乙型肝炎的活动，需定
期监测乙型肝炎病毒的DNA复制情况，必要时联合使用一些
抗病毒、保肝的药物来预防。乙型肝炎病毒在接受柳氮磺吡啶、
肿瘤坏死因子抑制剂等药物治疗时易被激活。同时强直性脊柱
炎患者的病情活动和药物治疗会损害肝功能，当合并病毒性肝
炎时肝功能的损害会更严重。

慢性乙型肝炎病毒感染者的免疫抑制剂治疗：建议所有接
受免疫抑制剂治疗者，起始治疗前应常规筛查乙型肝炎表面抗
原、乙型肝炎核心抗体。乙型肝炎表面抗原阳性者在开始使用
免疫抑制剂前（通常为1周）或最迟在接受免疫抑制剂治疗时
同时进行抗病毒治疗。乙型肝炎表面抗原阴性、乙型肝炎核心

抗体阳性者，若乙型肝炎病毒的 DNA 阳性，也需进行预防性抗病毒治疗；若乙型肝炎病毒的 DNA 阴性，可每 1～3 个月监测谷丙转氨酶水平、乙型肝炎病毒的 DNA 和乙型肝炎表面抗原，一旦乙型肝炎病毒的 DNA 或乙型肝炎表面抗原转为阳性，应立即启动抗病毒治疗。

慢性乙型肝炎病毒感染者的肿瘤坏死因子抑制剂治疗：伴慢性乙型肝炎病毒感染者（乙型肝炎表面抗原阳性，乙型肝炎核心抗体阴性或阳性，无论是否检测到乙型肝炎病毒 DNA），若未接受预防性抗病毒治疗的肿瘤坏死因子抑制剂治疗，其乙型肝炎病毒激活率高于已接受预防性抗病毒治疗者，建议治疗期间同时进行抗乙型肝炎病毒治疗。伴乙型肝炎病毒转阴者（乙型肝炎表面抗原阴性和乙型肝炎核心抗体阳性），根据临床情况一般无须常规抗乙型肝炎病毒治疗。

潜伏乙型肝炎病毒感染者慎用生物制剂。慢性乙型肝炎病毒携带者伴有肝功能异常时不建议使用生物制剂；肝功能正常时，需考虑是否同时加用预防性抗病毒治疗。

31 强直性脊柱炎手术治疗适应证有哪些

手术治疗可以有效帮助强直性脊柱炎患者缓解疼痛，恢复关节正常功能。在临床上，强直性脊柱炎的手术要求是非常严格的。在手术之前，首先应该对患者的病情有一个详细的了解，根据患者的具体情况选择合适的手术方式。强直性脊柱炎手术治疗适应证：

（1）有明显疼痛，在局部出现畸形，或有局部脊柱的神经压迫。强直性脊柱炎发展到后期会出现驼背畸形，参加体育锻炼一般没什么太大的作用，往往需要借助脊柱截骨手术来矫正畸形。

（2）膝关节强直：在临床上，一些髋关节病变、膝关节强直的患者在符合手术指征的情况下，也可以考虑外科手术治疗。严重的强直性脊柱炎患者在进行手术时，应根据膝关节强直、畸形的严重程度，选择性地使用单纯的后路截骨、后路局部切除截骨、经椎弓根截骨等矫正畸形的方案。

（3）药物无效：强直性脊柱炎患者在服用药物以后，如果症状没有明显缓解和改善，也可以考虑手术治疗。另外，对于伴有脊柱畸形、关节功能显著受限患者，在使用药物无法恢复的时候，也应该在主治医生的指导下考虑手术治疗。

（4）当髋关节出现僵硬、疼痛而经正规药物治疗无效或疗效不确定，骨发育已成熟，症状持续加重，已严重影响患者生活质量时，可进行手术治疗，使患者尽快恢复正常的生活。患者能选择的手术方式：人工关节置换术、关节成形术等。

32 强直性脊柱炎围手术期如何选择药物

强直性脊柱炎围手术期药物选择：①非甾体抗炎药应在术前停用 5 个半衰期，术后 48 h 可恢复使用。②柳氮磺吡啶可继续使用。③糖皮质激素可继续使用，手术当天可静脉滴注氢化可的松 100～150 mg，1～2 d 内按照每天 50 mg 的量递减，逐渐减至术前口服剂量。④肿瘤坏死因子抑制剂建议术前停用 2 个半衰期，待术后伤口愈合且无感染时再恢复使用。

33 强直性脊柱炎患者备孕期有哪些注意事项

备孕期女性患者要注意：

（1）及时、定期咨询医生：需和医生讨论备孕计划、备孕期服用的一些药物的剂量和治疗方案可能需要进行的调整。

（2）最好在病情控制良好的情况下备孕。

（3）戒烟、戒酒。

（4）不可随意停药：不可不经医生同意就停止服用处方药，许多药物在备孕期是可以安全使用的。

备孕期男性患者要注意：

（1）咨询医生，戒烟戒酒。

（2）不可随意减停治疗药物。

（3）目前相关指南建议，男性不需要停止服用磺胺嘧啶或甲氨蝶呤，除非他们已经尝试备孕超过 1 年且没有成功。

（4）环磷酰胺会降低男性的生育能力，建议男性患者在尝试备孕前 3 个月停用这种药物。

34 强直性脊柱炎患者如何评估及监测妊娠风险

妊娠合并强直性脊柱炎对母体—胎盘—胎儿的主要影响包括疾病的加重、出现母体并发症、胎盘功能障碍和胎儿受累。要对母体进行病情监测和并发症监测，包括产科个体化产前检查模式制定、强化依从性等。在妊娠期评估妊娠合并强直性脊柱炎患者的病情是否活动比较困难，因为红细胞沉降率、C反应蛋白等指标及疼痛等临床症状在妊娠期特异性不明显，需动态观察。而在妊娠期根据腰椎疼痛程度来评估强直性脊柱炎是否活动也相对困难，因为无法明确区分腰痛是因妊娠期腰部负荷增加所致的生理性疼痛，还是强直性脊柱炎活动所致。因此，妊娠期应由产科及风湿免疫科医生对强直性脊柱炎患者进行定期监测及病情评估。一般监测指标：血常规、肝功能、肾功能、糖代谢和脂代谢指标、红细胞沉降率、C反应蛋白、凝血功能和血液流变学指标等。妊娠早期胎盘形成及发育过程中受到的免疫损害会使胎盘功能低下，进而影响胎儿正常发育及羊水形成。对胎盘－胎儿监测包括胎盘回声变化、羊水量变化等，以及通过临床与超声检查对胎儿进行生长发育评估。脐血流阻力增加、舒张期血流消失甚至反向等不同程度的异常，都是胎盘功能不足与胎儿缺氧的征象。临床和超声影像学出现胎盘－胎儿功能和发育异常现象时，注意从母体自身潜在疾病方面查找，避免仅考虑胎儿或胎盘单方面因素。

35　强直性脊柱炎患者妊娠期如何选择药物

（1）药物治疗原则：个体化药物治疗。妊娠合并强直性脊柱炎具有多样性、复杂性，对其治疗应强调个体化，做到对症治疗，努力改善症状，有指征地应用肾上腺皮质激素、免疫抑制剂及低分子肝素等治疗。

妊娠期轻症发作可以用羟氯喹和（或）低剂量口服类固醇进行治疗。中度或重度发作，使用甲泼尼龙或高剂量口服类固醇，控制后减量，低剂量维持；选择安全的免疫抑制剂联合用药是必要的。更严重的情况下，需要进行母胎风险效益评估，选择使用有效药物，如霉酚酸酯及环磷酰胺或利妥昔单抗。此外，羟氯喹的安全性已被广泛研究，没有引发胎儿神经毒性或畸形的相关报道。

（2）常用药物。

非甾体抗炎药：对于妊娠合并自身免疫病的患者，抗凝治疗具预防和治疗的双重性。小剂量阿司匹林和低分子肝素应用较普遍，但应注意目前应用中存在的滥用性、无选择性和无指征性。妊娠期短期使用非类固醇消炎药通常是安全的。现有的证据显示非选择性环氧合酶抑制剂（如阿司匹林、布洛芬）不会提高先天性畸形发生率。小剂量阿司匹林在整个妊娠期均可安全使用，但阿司匹林可抑制环氧合酶 –1，通过抑制血栓素产生和抑制前列腺素合成酶对血小板聚集产生不可逆的抑制作用。因此，在使用阿司匹林时须同时做血小板聚集试验，一旦血小板聚集率 ≤ 60% 要慎用，血小板聚集率 ≤ 45% 或临床有明显出血倾向时必须停药。

尽管非甾体抗炎药不致畸，但是长时间使用会导致肾衰竭、高血压、羊水过少和胎儿肾功能损害等。在妊娠晚期（孕30 周以上），非甾体抗炎药会增加动脉导管早闭的风险，并增加母亲出血和儿童哮喘的风险，应避免使用。关于选择性环氧合酶 –2 抑制剂（如双氯芬酸钠、依托考昔）在妊娠期使用的证据不足，因此禁止在妊娠期使用选择性环氧合酶 –2 抑制剂。

肾上腺皮质激素：肾上腺皮质激素是治疗妊娠合并自身免疫病的主要药物，不但有利于改善病情，而且可以减轻胎盘的免疫损伤。肾上腺皮质激素具有强大的抗炎作用和免疫抑制作用，能抑制细胞因子合成。由于不同剂量激素的药理作用有所侧重，病情不同的患者对激素的敏感性有差异，所以临床用药要个体化，准确应用激素是治疗疾病的关键。糖皮质激素长期应用会诱发感染、皮质功能亢进、骨质疏松和高血压等不良反应。其不良反应与应用剂量及累积用量有关。非静脉注射的类固醇皮质激素通过胎盘或出现在母乳中的比例小（为总剂量的 5% ~ 20%）。其中，泼尼松是首选药物，但是鉴于其不良反应，仍推荐使用最小维持剂量（<7.5 mg/d）。为顺利度过分娩时的应激反应，围分娩期改为氢化可的松替代治疗，剂量为 100 ~ 200 mg/d。泼尼松的应用剂量必须在专业临床医生的指导下选择，并根据病情需要合理调整。地塞米松和倍他米松可通过胎盘屏障，不宜于妊娠时常规使用，但可用于促胎儿肺成熟或心肌炎治疗。

免疫抑制剂：对于病情严重，单用激素不能控制或出现激素抵抗者可加用免疫抑制剂。禁用的免疫抑制剂有甲氨蝶呤、霉酚酸酯、来氟米特、环磷酰胺等。如患者妊娠前服用来氟米特，妊娠后应改口服考来烯胺 8 g，每天 3 次；也可口服或通过胃管给予活性炭混悬液 50 g，每 6 h 1 次，连续使用 24 h，以清除体内药物。进行药物清除治疗后，再停药半年尚可考虑妊娠。

抗疟疾药：羟氯喹是经临床验证孕妇可使用的安全药物。其推荐剂量为 200 mg，每天 2 次。而氯喹具有致畸性，围产期禁止使用。羟氯喹起效时间缓慢，不能用来治疗疾病的急性发作。

肿瘤坏死因子抑制剂：肿瘤坏死因子抑制剂是目前研究

最多的治疗类风湿关节炎的生物制剂，有介导炎症反应和免疫调节作用，具有药理作用选择性高和不良反应小的优点。目前依那西普、英夫利昔单抗和阿达木单抗最常见的不良反应为注射部位反应及感染，除常见致病菌感染外，还可发生结核菌、真菌及机会性致病菌感染。目前认为肿瘤坏死因子抑制剂的使用不会增加先天性异常和不良妊娠结局。其也不经乳汁分泌，因此用其治疗的患者母乳喂养被认为是安全的。然而，在妊娠期接受生物制剂治疗的母亲，其婴儿接种卡介苗有发生致命性芽孢杆菌播散的报道，所以，目前建议在接受了宫内肿瘤坏死因子抑制剂治疗后，新生儿出生后 6 个月不能接种活疫苗。

36 幼年强直性脊柱炎患者的药物治疗和成人患者有何区别

幼年强直性脊柱炎患者的药物治疗和成人患者一般情况下没有太大区别，基本遵循基础用药与疾病缓解药物联合应用的治疗原则：开始时同时使用起效快和起效慢的两类药，待病情稳定后，将起效快者减量直至停药。联合使用的药物尽可能选择具有不同作用机制者，避免合用有类似不良反应的药物。

（1）一线药物：非甾体抗炎药传统上称为一线药物，即基础用药。研究表明，此类药物的抗炎效能大致类似，而毒性各有不同，临床上个体对不同非甾体抗炎药的反应也存在差异。因此，当一种非甾体抗炎药无效时，更换另外一种非甾体抗炎药有可能缓解症状。但应避免联合应用两种非甾体抗炎药，因其只会增强毒性反应而不能增强疗效。儿科常用萘普生、布洛芬、双氯芬酸等。吲哚美辛对幼年强直性脊柱炎具有独特的抗炎及止痛效果，且一般患者耐受性良好，至今仍被国外推荐为治疗幼年强直性脊柱炎的首选药物；使用剂量为 $1 \sim 2 \, mg/（kg \cdot d）$，分 3 次饭后服用。

（2）二线药物：慢作用抗风湿药或改变病情药。非甾体抗炎药只能缓解病情，不能阻止病情发展，及早使用二线药物可以制止骨关节破坏性病变的发生。目前主张早期使用二线药物。

甲氨蝶呤是目前多数临床医生优先选择的二线药物。儿童一般剂量为 10 mg，每周 1 次，早餐前 1 h 空腹口服，一般 3 ~ 4 周起效，4 ~ 6 个月效果达高峰。临床症状稳定缓解后，应酌情继续服用甲氨蝶呤，过早停药可导致关节炎复发，此时重新使用甲氨蝶呤不一定能再收到满意效果。甲氨蝶呤的不良反应有口腔溃疡、胃肠功能紊乱及轻度骨髓抑制等。

柳氮磺吡啶可有效控制幼年强直性脊柱炎症状。儿童常用初始剂量为 $10 \, mg/（kg \cdot d）$，分次口服，以后每周增加 $10 \, mg/（kg \cdot d）$，直至增至 $30 \sim 50 \, mg/（kg \cdot d）$，最大剂量不超过 2 g/d。

其他二线药物如金制剂、氯喹及青霉胺等的疗效与安慰剂相比无显著差异，且多不良反应严重、价格昂贵，近年已不再经常使用；环磷酰胺、羟氯喹、环孢素、丙种球蛋白等二线药物临床也有应用报道，但疗效不够确切；霉酚酸酯、来氟米特、益赛普等新型免疫抑制剂在儿童应用上还处于探索阶段。

（3）糖皮质激素：虽然糖皮质激素是有效的抗炎药物，但因其与非甾体抗炎药一样不能阻断幼年强直性脊柱炎病情发展，不能防止骨侵蚀或关节破坏，加上其经常发生的不良反应，一般不将其作为幼年强直性脊柱炎治疗的常规用药。但根据病情选择适当的药物及药物剂量、给药途径及疗程，往往可收到较好的治疗效果。

糖皮质激素应用的适应证：①有严重致命的并发症（如心包炎或致盲的前葡萄膜炎等）时，宜使用大剂量，如泼尼松 $1 \sim 2\,mg/(kg \cdot d)$ 口服，或甲泼尼龙 $20 \sim 30\,mg/(kg \cdot d)$，最大剂量不超过 $1\,g/$次，每天 1 次静脉滴注，可用 $1 \sim 3$ 次。②对非甾体抗炎药过敏或非甾体抗炎药不能控制症状时，可加用小剂量激素，如泼尼松 $\leq 0.5\,mg/(kg \cdot d)$，待病情缓解后逐渐减量至停药。若加用激素后疗效仍不满意，应及时停药，不宜久用。③对于幼年强直性脊柱炎严重的外周关节炎，可采用激素关节腔内注射。常用药物为氟羟泼尼松龙，依关节大小不同，可予 $5 \sim 40\,mg/$次。单个关节限半年内使用 $2 \sim 3$ 次，即使疗效不满意也不宜频繁使用。在药物的选择上，儿童要避免使用雷公藤多苷等长期应用会对性腺和生殖功能造成不可逆损害的药物，也要尽量避免使用损伤肝功能、肾功能的药物。

37 是否所有强直性脊柱炎患者都需要药物治疗

强直性脊柱炎患者通常都需要药物治疗。对于强直性脊柱炎的治疗要求是早期发现、早期治疗和规范治疗，要定期复查，在专科医生指导下长期随诊。强直性脊柱炎的治疗目的是缓解疼痛和僵硬感。有研究表明，强直性脊柱炎患者患病 20 年后，85% 以上患者每天仍有疼痛和僵硬感，超过 60% 的患者需服用药物治疗。患者必须了解，尽管疼痛和僵硬感通过治疗可得到很好控制，但定期做治疗及体育锻炼对减少或防止畸形和残废是最重要的治疗方法。患者要提高用药依从性，不随意减量、停药；及时评估现有方案，根据病情配合医生优化治疗方案。达到临床缓解后相比完全停用治疗药物，持续用药可降低强直性脊柱炎复发率。

38　如何选择治疗强直性脊柱炎的中成药

　　强直性脊柱炎患者可以吃的中成药主要是具有活血化瘀、舒筋通络、行气止痛作用的药，常用的有以下几种：

　　（1）雷公藤多苷片：雷公藤多苷片是国内研究较多的一种中成药，具有较强的抗炎、镇痛及免疫抑制作用，对淋巴细胞、单核细胞和巨噬细胞均有影响，还可改善微循环，增强肾上腺皮质功能。雷公藤多苷片有不成瘾、不耐药的特点，主要用于治疗类风湿关节炎，近年来国内将其用于治疗强直性脊柱炎也取得疗效，对控制强直性脊柱炎的关节疼痛、减轻晨僵有一定效果。有学者用本品和甲氨蝶呤或硫唑嘌呤联合治疗病情急剧发展或对其他治疗抵抗的强直性脊柱炎有效，但病例不多，经验尚少，有待进一步验证。

　　用法与用量：20 mg/次，每天 3 次，病情控制后 10 mg/次，每天 2 ～ 3 次维持。

　　不良反应：胃肠道症状（恶心、呕吐、腹痛、腹泻）、月经紊乱、女性闭经（个别功能性子宫出血）、精子生成受抑制、肝肾损害、白细胞减少、皮疹或色素沉着等。由于本品对生殖细胞的影响，拟生育者应慎用或忌用，如要服用，时间宜短、剂量宜小。

（2）正清风痛宁：药中的青藤碱是从毛青藤中提取的一种生物碱，具有镇痛、抗炎等作用。本品化学结构类似吗啡，但无成瘾性，可抑制肉芽增生，以利关节功能恢复。本品可用于治疗类风湿关节炎，也可试用于治疗强直性脊柱炎，对有外周关节肿痛的强直性脊柱炎患者效果较佳，具有缓解症状、改善关节功能的作用。

用法与用量：20 mg/次，每天3次，3 d后无不良反应则可增至40 mg/次，每天3次，最大剂量不宜超过60 mg/次，每天3次。

不良反应：主要为过敏反应，如皮肤瘙痒、皮疹等，并可出现白细胞减少、血小板减少，用药期间宜定期检查血常规。本品应在医生指导下用药；既往有药物过敏史、过敏性哮喘或低血压患者慎用；孕妇或哺乳期女性慎用。

（3）白芍总苷胶囊：有效成分为芍药苷、芍药内酯苷、羟基芍药苷、苯甲酰芍药苷。白芍是我国传统中药，具有扶正祛邪的作用。白芍总苷胶囊能通过抗炎、调节免疫功能治疗类风湿关节炎、系统性红斑狼疮等自身免疫病，也可试用于治疗强直性脊柱炎。每粒胶囊含白芍总苷300 mg。

用法与用量：口服，1次600 mg（2粒），每天2～3次，或遵医嘱服用。

不良反应：白芍总苷胶囊口服给药非常安全，对心、肝、肾、脑等均无明显毒性作用，可长期服用，亦无致畸、致突变和致癌作用。患者偶有软便，不需特殊处理，可自行消失。

（4）火把花根片：有效成分为生物碱、萜类、内酯、酚酸类等，有祛风除湿、舒筋活络、清热解毒等功效，具有明显抑制病理性免疫反应和抗炎镇痛的作用，且承受剂量大。毒性试验表明，火把花根片属于低毒药物，对血常规、肝功能、肾功能及心、脾、肾、胸腺等无明显影响，长期应用不会导致免疫系统损伤，可用于治疗类风湿关节炎、风湿性关节炎、系统性红斑狼疮、脉管炎、硬皮病等自身免疫病，也可试用于治疗强直性脊柱炎。

用法与用量：口服，成人每次 3 ~ 5 片（每片 0.18 g），每天 3 次，饭后服用。1 ~ 2 个月为 1 个疗程，可连续服用 2 ~ 3 个疗程，或遵医嘱服用。

不良反应：少数患者服药后有胃脘不适、恶心感，饭后服药可减轻。伴中、重度肾功能不全和拟生育的青年男女慎用，儿童慎用。

服用中成药往往会有一定的胃肠道反应，可能会出现恶心、腹痛、腹胀等，因此建议所有强直性脊柱炎患者经医生辨证后再制订中医药治疗方案。

39　强直性脊柱炎的运动治疗有哪些

强直性脊柱炎的运动治疗需注意：若病程较短、关节和脊柱活动度比较好，患者可做广播体操、游泳和打太极拳等；若病程比较长，已出现驼背、脊柱强直、扩胸受限等情况，应强调背部运动、扩胸运动，因脊柱活动度差，易合并骨质疏松，要避免冲撞性剧烈运动。

（1）床上伸展运动：早晨醒来时，采用仰卧位，双臂上伸过头，全身向手指、脚趾两个方向伸展，伸展舒服后放松；而后伸展双脚，足跟下伸，足背向膝方向屈，伸展舒服后放松。可反复多做几次。

（2）膝靠胸运动：仰卧位，双足着床板，屈膝，重复2～3次，放松；抬起一膝慢慢向胸部方向屈，双手抱膝拉向胸前，到身体可承受极限为止，后复原至双足位置，换另一膝做上述运动，重复2～3次，放松，至僵硬感消失为止。

（3）猫背运动：趴跪如猫状，低头尽量放松，同时拱背如弓状，拉伸直至身体可承受极限为止。

（4）仰卧运动：目的在于伸展腹部肌肉，改善肌力并保持躯干平直姿势。仰卧位，屈膝，双足着地，双手摸耳，上身慢慢抬高，直至手肘触膝，坚持5 s恢复原位；以上动作重复5次。

（5）转体运动：取坐位，屈膝，平举双手交叉，转体向右，目视右肘，坚持5 s后重复；每侧5次。

（6）转颈运动：坐位，双足着地，头向左转或向右转，并注视同侧肩部，再复原；每侧5次。或颈前屈，下颚尽量向胸前靠，复原；仰头尽量向后，复原；每个方向5次。

（7）扩胸运动：目的是伸展上胸、肩部肌肉以维持或改善胸、背姿势。双足与肩等宽，面对墙角而站，双手与肩等宽，撑在墙上，深呼吸，双肩向前并伸展头及上背，坚持5 s后恢复原位；重复5次。

（8）松弛训练及骨盆倾斜运动：躺在一坚实且舒适的平面（如毛毯）上，保持背部平坦，双膝弯曲，缓慢吸气数2 s，接着呼气也数2 s。在你握紧拳头而后放松过程中都要维持此缓慢的节奏呼吸，并且要感受到松弛的感觉向上传到你的手臂,传入你的头部,接着再向下传到背和双腿;然后收缩你的腹部并将下背平贴地板。

(9)抬腿:仰卧位,双膝弯曲,将双足与下背平贴地面,而后伸直一只腿并且尽可能抬高,维持此姿势缓慢数 5 s 再放下来,然后另一只腿做同样的运动。双腿虚弱、无力麻木时切勿做此运动。

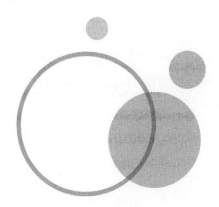

第六章　强直性脊柱炎患者的饮食

01　什么是食疗

　　食疗又称食治，是在中医理论指导下利用食物的特性来调节机体功能，以获得健康或愈疾防病的一种方法。通常认为，食物是为人体提供生长发育和健康生存所需的各种营养素的可食性物质。但中医很早就认识到，食物不仅能提供营养，而且能疗疾祛病。如张锡纯在《医学衷中参西录》中指出：食物"病患服之，不但疗病，并可充饥；不但充饥，更可适口。用之对证，病自渐愈，即不对证，亦无他患"。可见，食物本身就具有"养"和"疗"两方面的作用。中医更重视食物在"养"和"疗"方面的特性，历来强调以食物为药物，即"药疗不如食疗"。食疗中的食物都是日常生活中常见的、方便购买的，有些甚至不花钱即可得到。以食物为药最大的优点是没有痛苦，人们能够一边享受美食，一边祛除病痛。目前，食疗作为一种比较理想而有效的医疗保健方法，越来越受到我国医药学界和营养学界的重视，并已成为现代人体医疗保健综合措施中的一个重要组成部分。

02　食疗对于治疗疾病的重要性是什么

　　在疾病发生、发展和治疗过程中，病邪常导致脏腑精气不足、功能活动减弱。善治病者，不仅可以根据患者身体需要有目的、有选择地调配饮食，借助饮食五味的功能祛除邪气，也可以借助五味的功能调理五脏，使脾运胃纳，卫气渐旺，气血逐渐充盛，则正盛邪祛，余邪不治而自退。食疗就是用食物调节人体，使细胞恢复功能，使人体恢复健康。均衡营养能增强细胞营养代谢功能，使细胞得到强大的能量；同时能激发细胞健康免疫基因，使细胞免疫活性增加、免疫细胞的数量成倍增加；还能使免疫细胞有能力释放大量的特异性免疫球蛋白直接杀死侵入细胞的细菌病毒。强壮的免疫细胞可直接吞噬病死的细胞和废物代谢物，帮助功能低下的细胞恢复功能，以达到治疗疾病的目的。有"医药之父"之称的希波克拉底相信，人的自然免疫力是疾病真正的终结者，食物是人类治病的最好药品。由以上可见，食疗可以使正盛邪祛、强身健体，因而在日常生活中，即使没有疾病，也要注意饮食的调养。

03 强直性脊柱炎患者的食疗涉及哪些方面

（1）吃豆类食品：大豆、黑豆、黄豆等，含有丰富的蛋白质和微量元素，有促进肌肉、骨骼、关节、肌腱的代谢，帮助修复病损的作用，可治疗以湿重为主的风湿骨痛，对有身体沉重、关节不利、筋脉拘挛、关节肿痛等症状的风湿病效果较好。

（2）吃果实食品：①栗子有补肾、强筋健骨的作用，可治疗风湿痹痛或腰膝无力。中医认为，强直性脊柱炎是由肾虚引起的筋骨、肌肉、关节的病损，可生食、熟食栗子，久服必强筋、健骨、补肾。将栗子捣烂敷患处可治筋骨肿痛；新鲜栗叶捣烂外敷能减轻关节、肌肉、皮肤的炎症。②青梅有生津止渴、涩肠止痢的作用，凡风湿骨痛、腰痛、关节痛均可用青梅酒擦患处，可起到止痛效果。乌梅是梅的干燥近成熟果实，对关节、筋骨的疼痛、拘挛有缓解作用。③桑葚、樱桃也可治疗风湿病。

（3）可用食谱：鲜河虾 500 g，黄酒 500 g。做法：将河虾洗净后浸于黄酒中 15 min，捞起，隔水炖服，分次食用，黄酒与河虾可同食。功效：温肾壮阳，舒筋止痛。

（4）吃辛热食品：具有抗风湿、祛寒邪的作用，如辣椒、葱、花椒、大蓼、茴香、大蒜等。现代药理研究证明，大蒜有杀菌、抗病毒等作用，适当进食可预防病毒感染及肠道感染。

（5）注意钠、钾平衡：强直性脊柱炎患者机体除离不开钠外，还离不开钾，它们共同维持血液的渗透压和水分的含量。强直性脊柱炎患者应每天吃足量的盐、蔬菜、水果、肉类等，保持钠和钾摄入与排泄的平衡。

（6）喝桂浆粥：肉桂 2～3 g，粳米 50～100 g，红糖适量。将肉桂煎取浓汁去渣，再用粳米煮粥，待粥煮沸后，加入肉桂汁及红糖，同煮为粥，或用肉桂末 1～2 g 调入粥内同煮后食。适用于强直性脊柱炎属寒湿阻络者。

（7）喝薏苡粥：薏苡仁 150 g，薄荷 15 g，荆芥 15 g，葱白 15 g，豆豉 50 g。将薄荷、荆芥、葱白、豆豉用清水 1500 mL 烧开后文火煎 10 min，滤取原汁盛于碗内，将锅洗净，将薏苡仁洗净后倒入锅内，加入原汁，置火上煮至薏苡仁开裂软烂即可。适用于强直性脊柱炎属肝肾阴虚兼风湿阻络者。

（8）喝茶：茶叶含有人体需要的多种维生素、氨基酸、蛋白质及矿物质元素等，对人体有较高营养价值。喝茶可以补充体内所需的一些营养元素，能调节神经，促进机体的新陈代谢，增强机体的抵抗力和免疫力，延缓衰老。因此，喝茶对强直性脊柱炎患者是有益的。

04 强直性脊柱炎患者为什么需要蛋白质

蛋白质是组成人体一切细胞、组织的重要成分，机体所有重要的组成部分都需要蛋白质的参与，所有生命活动（如生长、运动、遗传、繁殖）都离不开蛋白质。蛋白质还参与机体内各种细胞和组织的修复过程。

充足的蛋白质是形成肌肉、韧带、骨不可缺少的营养素。强直性脊柱炎患者的关节、骨骼、韧带、肌肉等组织长期受到无菌性炎症的侵蚀和影响，容易出现损伤的情况，更需要优质蛋白的"帮助"。患者要摄入蛋白质含量高的食物，如鸡、鸭、鱼、虾等。

05 强直性脊柱炎患者为什么忌过度饥饿

过度饥饿会使人体的抵抗力下降，身体各项机能都处于下滑状态。强直性脊柱炎患者长期接受治疗，服用药物对肠道和胃伤害极大，长期过度饥饿不仅影响食物营养的有效吸收，也会影响药物有效成分的吸收。因此，患者应该营养均衡，只要有利于身体健康，蛋、奶、鱼、蔬菜、水果都建议摄入。

另外，强直性脊柱炎患者会出现骨质疏松，因此要加强对钙的摄入，建议高钙饮食，如喝高钙奶、吃含钙量较高的食物。强直性脊柱炎会对机体产生非常严重的影响，使患者产生炎性腰背疼痛，疾病发展到后期还会出现脊柱强直和僵硬，累及下肢大关节。部分患者因减肥等原因少吃，会影响身体营养的摄入而加重病情，影响疾病恢复。

06　强直性脊柱炎患者能不能吃高脂、高糖食物

强直性脊柱炎患者不能吃高脂、高糖食物，因为这些食物食用过多会导致肥胖，不利于患者的病情恢复，还会增加患者关节的负担，加速患者动脉粥样硬化，增加心血管疾病的发生率。

脂肪在体内氧化过程中能产生酮体，而过多的酮体对关节有较强的刺激作用，故患者不宜多吃高脂肪类食物（如肥肉等），炒菜、烧汤也宜少放油。

肠道菌群失调与强直性脊柱炎发病密切相关。抗炎饮食可帮助减轻炎症，并延缓疾病的复发。研究发现，肠道菌群中的肺炎克雷伯菌可能是强直性脊柱炎的触发因素，因此减少肠道菌群的数量对强直性脊柱炎患者的治疗是有益的。肠道菌群的生长依赖于每天淀粉的摄入量。因此，减少淀粉摄入量对患者的治疗有益处，面包、土豆、蛋糕、面食等高淀粉食物应少吃。

07 强直性脊柱炎患者能不能饮酒、喝咖啡等

强直性脊柱炎患者应少饮酒、少喝咖啡和浓茶等，同时注意避免吸烟及被动吸烟。酒、咖啡、浓茶会刺激胃肠，引起肠道不适，还会使中枢神经兴奋致失眠、心悸及疼痛加重；饮酒还会引起肝功能损害。吸烟会提高肺部感染的概率，还会导致机体免疫力下降，加重病情。

咖啡有提神、消除疲劳的作用，但长期喝容易造成骨量减少，可能会增加骨质疏松的发生风险或加重强直性脊柱炎患者骨质破坏的程度。另外，咖啡会刺激胃，使胃酸分泌增多，易引起消化道疾病。因此，强直性脊柱炎患者不宜喝咖啡。

浓茶会使大脑过度兴奋，致心跳加快，影响睡眠；还会刺激胃，使胃酸分泌增多，损伤胃黏膜；浓茶所含的咖啡因可抑制钙的吸收，使钙从尿中排出，导致钙流失，引起骨质疏松。另外，多数情况下，不主张用茶水服药，这会降低药效，建议服药 2 h 内不喝茶。

强直性脊柱炎患者也不宜喝饮料，饮料大多属于碳酸类，会使体内的酸碱度值一过性偏离，使乳酸分泌增多，且消耗体内一定量的钙、镁等离子，长期服用会导致骨量减少，钙吸收降低，引起骨质疏松。

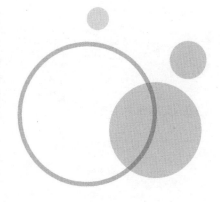

第七章 强直性脊柱炎患者
日常注意事项

01　强直性脊柱炎患者生活中如何预防疾病复发

强直性脊柱炎患者需要养成每天运动的习惯，保持良好的坐立姿势，定时做深呼吸、扩胸、挺直躯干等强化背肌与腹部柔软度的运动，避免脊椎过度受力或弯曲，尽量避免长时间维持一个姿势不动；也可以适当游泳。在提高抵抗力的同时患者要规范治疗、定期复诊防止复发。以下是我们为强直性脊柱炎患者整理的日常注意事项：

（1）心情愉悦：通过研究发现，如果一个人长期处于紧张和压力大的状态，对身心健康是不利的，不仅可能引起心脑血管疾病，还会影响睡眠质量，降低机体免疫力，对强直性脊柱炎的治疗也不利。因此，为了避免复发，患者需要及时调节心情，多去户外呼吸一下新鲜空气，保持自身乐观的心态。

（2）注意保暖：春天中午的温度也许比较高，但早晚温差还是很大的，因此患者要根据天气变化及时加减衣服，尤其要注意腰背的保暖，避免风寒侵蚀致疾病复发。

（3）避免受伤：强直性脊柱炎患者极易发生骨质疏松，即使是轻微挫伤也可能导致骨折或强直性脊柱炎复发，因此，患者一定注意不要独自锻炼，以免发生意外。

（4）保持正确姿势：正确的姿势可以防止脊柱畸形和僵直。建议患者睡在硬床上，采取仰卧姿势，不要垫枕头；站着或坐着时尽可能挺胸收腹；工作时桌子要高，椅子要矮一点。

（5）适当运动：如果是长期卧床的患者，他的脊柱和四肢会僵直得比较快，因此如果不是全身症状严重、疼痛明显，患者应尽量活动身体各个关节，坚持局部和全身的功能锻炼，如扩胸、深呼吸等。如果是无法起床的患者，在病情得到控制后，可以在床上适当做一些功能锻炼，争取早日下床走动。

02 强直性脊柱炎患者什么时候复诊

（1）如果病情相对较稳定，症状无明显加重，通常建议半年复诊 1 次，以便进行影像学检查或血液学检查。

（2）若症状变化较快，应该随时复诊，并做必要的检查，从而判断疾病严重程度。主要检查关节破坏程度，软骨破坏较显著可导致关节闭合畸形，乃至功能局部丧失。一旦病情发展较迅速，患者应立即做检查，随后进行治疗。

（3）患者要根据发病年龄及发病部位来判断复诊时间。如果发病部位在中轴关节以外，复诊时间可稍短，若为中轴关节的症状，要求半年左右复诊 1 次。

（4）强直性脊柱炎病情严重者可发生脊柱畸形和关节强直，病情缠绵、久治不愈，建议 3 ~ 6 个月复诊 1 次。

03 强直性脊柱炎病情控制后的随访治疗包括哪些

治疗目标：①控制炎症，缓解疼痛和发僵症状，防止脊柱关节畸形。②维持良好的姿势，保持脊椎和关节活动范围及功能。③预防并发症和药物不良反应的发生。④疾病发展到后期可行手术矫正关节功能障碍。

　　治疗方法：药物治疗、局部治疗、理疗、运动锻炼、手术治疗和中医药治疗等。其中，药物治疗是关键，可较快控制患者的症状，消除炎症，缓解病情，使患者能更好地进行运动锻炼。目前常用的药物有非甾体抗炎药、糖皮质激素和中成药等。因为各种药物各有优缺点，为趋利避害、取长补短，不同药物的联合应用已成为目前治疗严重患者的新趋向。需要指出的是，用于治疗类风湿关节炎的金制剂、青霉胺对治疗强直性脊柱炎无效。

　　预后方法：强直性脊柱炎治疗后的预后措施是非常重要的。通过自我保健调整自身身体状况，在掌握自己疾病基本知识的基础上，根据自身情况，积极配合医生用药，调整身心，保持乐观情绪。自我保健的内容包括正确择医、用药与正确对待病程和治疗中出现的各种问题；建立健康、积极的精神及心理状态；日常饮食起居、工作等各方面要养成良好习惯；积极、合理地进行体育锻炼，在一定意义上比药物治疗还重要。

04　强直性脊柱炎病情控制后应注意什么

　　（1）按时服药，不可自行停药，注意检测药物不良反应（皮疹、食欲减退、胃肠道不适等）。

　　（2）加强功能锻炼，选择适合自己的运动方式；保持躯体的正确姿势和活动性，避免长时间保持一种姿势，经常想到保持躯体挺直防止驼背，不论行、坐、站、卧都应记住躯体挺直；坐直靠背椅，不要坐沙发；不要坐过低、过软的椅子，尤其应避免坐躺椅；坚持睡硬板床，不用枕头，有助于保证躯体平直，仰卧姿势较侧卧姿势为好。

（3）定期门诊复查，检查血常规、红细胞沉降率、C反应蛋白、肝功能、肾功能等，了解病情转归及药物不良反应。

（4）若有病情变化（如关节疼痛加重、发热、腹痛、腹泻、眼红眼痛等），及时到风湿免疫科就诊。

（5）加强预防。患者往往由于呼吸道感染、感染性腹泻、外伤诱发病情发作或加剧病情。避免出现上述情况是至关重要的事，故患者要注意保暖，及时添加衣服，注意饮食卫生。

05 强直性脊柱炎患者需要远离哪些工作环境

（1）避免高强度的肢体劳动，避免奔波、久坐，这些可能会导致骨骼受损、脊椎变形。

（2）避免潮湿、寒冷的工作环境。避免淋雨、涉水的工作。长期在寒冷潮湿的环境下居住、工作，湿邪入侵，会造成机体免疫力低下，导致强直性脊柱炎发作。

（3）工作压力大，饮食及作息不规律，就会导致营养摄入不够，蛋白质摄入量低，而充足的蛋白质是肌肉、韧带、骨骼健康不可缺少的营养素，所以患者要避免饮食和作息的不规律，以免加重身体的负担和营养的缺乏，从而导致病情加重。

06 强直性脊柱炎患者如何运动锻炼

运动是强直性脊柱炎患者必不可少的治疗方法。运动目的主要是拉伸关节周围相应肌群，增加肌肉的张力和力量，防止或减轻脊柱等关节的僵直畸形，使关节维持最佳功能位置，控制病情，促进疾病的改善和康复。

强直性脊柱炎患者最适宜做的是有氧运动，有利于维持脊柱关节的功能位置，保持躯体功能。锻炼方式可依据个人爱好及时间安排而定，例如打球、跑步、游泳、骑车、打太极拳、做瑜伽等。锻炼方式的选择一定要根据病情而定，不要勉强进行高强度的锻炼，以免给关节增加过多的压力，适得其反。在挑战自己的运动量之前，应确保在身体可承受的范围之内。当病情处于活动期与正经历疼痛和肿胀时，应进行时间更短、强度更小的锻炼，尽量在一天中进行多次、短时间锻炼，而非一次性的长时间锻炼。如果病情比较严重，症状比较明显，最好到医院的康复科在运动治疗师指导下进行运动，这样才可以达到更好的效果，还可以防止运动不当造成的损伤。如果疼痛比较明显，还是要以缓解症状为主，暂时不要运动。

07 强直性脊柱炎患者如何选择合适的运动

强直性脊柱炎患者选择运动的两个"金标准"：

（1）"不负重"运动：选择在不额外增加体重负重的情

况之下，使关节能得到活动，既能防止关节强直硬化，又能最大限度保护关节功能的运动。

（2）运动后"疼痛感的变化"：如果患者在进行某些运动锻炼一段时间后身体明显感觉有所放松，因病情引发的疼痛感得到缓解甚至消失，这样的运动就是比较合适的。反之，如果在进行某些运动锻炼后感觉身体吃不消，疼痛感加重，这样的运动就是不合适的。

08　强直性脊柱炎患者可做的运动有哪些

（1）拉伸运动：拉伸运动是强直性脊柱炎患者运动锻炼的核心，包括脊柱在冠状位（左右）、矢状位（前后）的运动以及旋转。拉伸运动可以改善脊柱的活动程度，延缓脊柱发生功能受损（弯腰、驼背、活动受限）的时间。这些锻炼能最大限度地保持肌肉关节的运动幅度，以提高关节柔韧性，同时缓解僵硬、肿胀、疼痛及降低关节融合风险。

（2）有氧运动：如游泳、走路、骑自行车、做瑜伽、打太极拳等，可提高心肺功能及总体健康水平，提高代谢率，更能帮助患者获得更好的情绪与体验，缓解疲劳。强直性脊柱炎患者往往存在乏力、情绪不佳等，胸廓亦常常受累，疾病发展到后期也容易出现限制性呼吸功能障碍，有氧运动可以帮助改善上述症状。

（3）力量锻炼：使用相关肌群进行负重练习或抗阻训练，其中主要涉及背腹部肌肉以支持脊柱运动，如肩桥、平板支撑等。

（4）平衡锻炼：增强机体静止及运动时的稳定性。强直性脊柱炎发展到后期患者往往会出现弯腰驼背等现象，随之而来的是平衡力的下降，行走欠稳。这时候，我们需要进行平衡训练、肌力训练，增加下肢、中轴关节的肌肉力量，维持躯体稳定，提高肌体平衡能力，降低摔倒发生的风险。

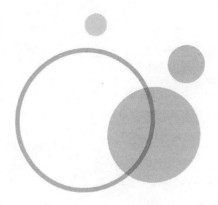

第八章　强直性脊柱炎的护理

01　强直性脊柱炎患者如何参与自我疾病管理

　　患者需尽早发现病情，尽早就医，"三分靠治疗，七分靠自己"就体现在此。如果病情早期已经出现骨损伤情况，一定要尽早治疗，不然骨破坏和骨质增生会越来越多，最后发展成关节融合；如果病情早期还没有出现骨损伤情况，也需要尽早治疗，早治疗预后较好。

　　自我检查：强直性脊柱炎早期炎症阶段不一定出现结构损伤，患者可以关节活动度作为衡量病情发展情况及治疗效果的标尺。比如看腰部的活动度，下腰时看指尖距离地面的距离。

　　遵医嘱用药治疗：专业医生会根据患者的病情结合影像学检查结果制订治疗方案。患者回家后需要按照医生说的做，并且密切观察病情发展，做到定期复查。

　　自我锻炼：在强直性脊柱炎的治疗策略中，患者自我锻炼的功效占50%。运动锻炼对于患者来说相当重要，不仅可缓解关节疼痛，改善晨僵情况，还可保持关节状态，从另一个角度起到保护脊柱、关节的作用。强直性脊柱炎患者可以做的运动有很多，只要可以活动关节又不易造成运动损伤的都可以。

　　日常自我注意：强直性脊柱炎的病情发展和骨损伤情况会受到患者日常作息、饮食情况的影响。患者如果在日常生活中烟酒不离，则可能会加速骨损伤的发展。受风着凉也可能会加重体内炎症反应。平时不注意坐姿、站姿则更容易出现驼背畸形的情况。

整体情况评估：强直性脊柱炎是一种全身疾病，不仅会累及患者的关节部位，也会影响患者的其他器官和系统，在慢性炎症的状况下还可能并发骨质疏松。因此，患者需要统筹兼顾，不仅要注意关节方面的影响，也要注意其他方面的影响，争取最大程度做到控制炎症和控制骨损伤。

02 强直性脊柱炎患者如何科学认识强直性脊柱炎

强直性脊柱炎是以骶髂关节和脊柱关节周围附着点炎为主要症状的疾病，与 HLA-B27 呈强关联，某些微生物（如肺炎克雷伯菌）与易感者自身组织具有共同抗原，可引发异常免疫应答。

强直性脊柱炎是血清阴性脊柱关节病的一种。该病病因尚不明确，是以脊柱为主要病变部位的慢性病，累及骶髂关节，可引起脊柱强直和纤维化，造成不同程度眼、肺、肌肉、骨骼病变，属自身免疫病。强直性脊柱炎易发于有家族史的男性。一般认为发病和 HLA-B27 有直接关系。免疫、创伤、内分泌、代谢障碍等亦被疑为发病因素。因此，戒烟、戒酒、调整饮食、改善生活环境等都可以起到预防疾病发生或缓解疾病发展的作用。如果出现位于腰臀部的疼痛，在清晨或休息后加重，并伴有眼睛红肿、疼痛、对光敏感等表现时，应该及时前往医院就诊。本病的治疗主要以药物治疗为主，早期可使用非甾体抗炎药缓解疼痛和炎症，如症状严重可使用糖皮质激素，但其不良反应大，使用需谨慎。

03　如何帮助强直性脊柱炎患者保持情绪稳定

医务人员和患者家属应鼓励患者培养多方面的爱好，参加一些力所能及的工作或社会活动，保持乐观愉快的心态与疾病抗战到底。强直性脊柱炎可能致残，但经过长疗程综合治疗，是完全可以控制的。要鼓励患者做好打持久战的思想准备，要有必胜的信心和面对现实的勇气，保持乐观态度积极配合医生早期治疗，不要错过治疗的良机，减少疾病治疗的难度和复杂性，降低致残率。

强直性脊柱炎是一个难治、病程长、疗程长的疾病，患者在治疗过程中易自卑、焦虑、多疑、失望、抑郁甚至自暴自弃。在治疗期间，医务人员首先应把握和观察好患者的心理变化，给予相应的心理疏导，稳定患者情绪，尽量减少不良情绪对患者的刺激，放松患者精神，增强其对疼痛的耐受性，并指导患者用科学的态度对待疾病，了解疾病的特点。同时，指导患者通过规律的运动促进肌肉的放松，学会一些放松技巧来减轻身体上的不适。同时，要指导患者注意饮食营养均衡。其次，医务人员要帮助患者适应实际的身体状态。患者的骨质破坏往往无法逆转，部分患者甚至已经出现关节活动障碍，影响了生活质量。这时惋惜、失落、后悔的心理状态对疾病的治疗没有任何益处。因此，应鼓励患者积极接受现实、面对现实，学会适应实际的身体状态，同时给予患者及时有效的心理疏导，改善其焦虑抑郁心理。积极乐观的情绪可增加机体对治疗的反应性，提高疗效。最后，患者要学习相关知识，比如疼痛。疼痛是个体身体和心理两方面同时经历的感受，是人们日常生活中最关注的一种不舒适的形式。痛阈、年龄、性别、认知、注意力、情绪、意志、态度等因素都会影响人们对疼痛的感受。患者可以通过与其他人交谈、阅读报纸和杂志、看有趣的电视节目、听音乐等方法分散自己对疼痛的注意力，以坚强的意志、积极乐观的态度面对疾病。

04 强直性脊柱炎患者疼痛影响睡眠如何处理

（1）睡前做些伸展运动：患者在睡前可以把关节活动开，增强血液循环。晚上血液循环相对减慢，血流量相对白天减少，炎性物质堆积增多，浓度增加，使局部淤滞肿胀也越重，所以晚上疼痛会影响睡眠。患者不要因为害怕疼痛而减少活动，这样会加重脊柱僵硬，反而加重疼痛。

（2）泡个热水澡：可以做一些以热疗为主的理疗，如热水澡、温泉浴等，以增加局部血液循环，加快血液流动，使肌肉放松，减轻疼痛。

（3）睡前辅助：患者需要睡姿管理，建议选择中等硬度的床垫和记忆枕头，使颈椎、肩部肌肉保持舒适；俯卧，将枕头垫在头下、髋部、小腿处；侧卧，上面的腿稍弯曲放在前方，下面的腿放直，双腿间放一个枕头，使肩部不受力。可以适当使用止痛药和安眠药辅助。

05　强直性脊柱炎患者日常如何劳逸结合

强直性脊柱炎患者在工作和生活中都应注意劳逸结合，保持体力。生活上注意加强营养，日常起居要有规律，增强机体的抗病能力，要有正确的坐姿、站姿和走姿，不要长时间坐着，应该多起来活动。平时适当运动，疏通筋脉，放松肌肉，强健筋骨。忌过度劳累，包括体力劳动、脑力劳动等。

06　强直性脊柱炎患者日常如何保持营养均衡饮食

（1）饮食要注意维生素的均衡：强直性脊柱炎患者各种维生素的摄入要均衡，过少影响生理功效，过多又会中毒。

（2）饮食要注意酸碱平衡：患者平时吃碱性食品较多时，可酌情加些酸性食品。人体自身调节能力很强，有酸碱缓冲代偿功能。患者有畸形情况下，血液的 pH 值略偏碱性。

（3）饮食要注意钠、钾平衡：强直性脊柱炎患者机体除离不开钠外，还离不开钾。钠、钾必须平衡，钠过多会使钾排出体外，过多的钾也会造成钠的丧失。患者如果吃蔬菜、水果太少，会使钾摄入过低，造成乏力、腹胀、麻痹等诸多不适。钾还能使钠储存于肌肉细胞中。

（4）饮食要注意性味均衡：强直性脊柱炎患者饮食中寒、凉、温、热、酸、甘、苦、辛、咸的均衡也要考虑。如患者吃火锅时喝红酒，则偏温热，食后如果再吃荔枝、桂圆等，则是热上加热，此时应吃些西瓜、喝点菊花茶等使寒热达到均衡。

（5）饮食要注意钙、磷、镁等的均衡：磷的摄入量不可以超过钙的2倍。动物肝、酵母、小麦胚芽中富含磷，但含钙量却低，所以强直性脊柱炎患者吃这类食物的同时还应吃一些含钙量高的食物。镁可以保护患者的中枢神经系统和心脏，镁的需要量与钙的摄入量应成正比，食物中钙的含量越多，则摄入镁的量也需要增多。国外相关专家曾建议钙镁的摄入比例大约为2：1。

07 强直性脊柱炎患者日常如何规律生活

（1）日常要注意关节保暖，避免受风寒，尽量不要在潮湿、阴冷的环境中生活与工作。

（2）不要过于劳累，要规律作息，均衡饮食，可以适当多吃些富含维生素的新鲜水果与蔬菜。

（3）尽量睡硬板床，日常保持正确的坐姿及站姿等。

（4）在疾病缓解期要适当多运动，如游泳、扩胸运动等。

08 强直性脊柱炎患者关节疼痛处可不可以贴膏药

如果只是轻度疼痛，无皮肤破溃、化脓等情况可以适当贴几日膏药缓解疼痛。比如可以贴巴布膏，巴布膏又称为氟比洛芬凝胶贴膏，可以缓解患者肌肉及关节的疼痛。我国传统的关节止痛膏对缓解患者的关节及腰背部疼痛也有一定的作用，里面含有辣椒碱或辣椒素，具有局部抗炎、止疼等功效。强直性脊柱炎患者贴膏药只是一种局部治疗手段，若疼痛剧烈或久不缓解或皮肤破溃，则建议患者于正规医院治疗，因为此时往往是疾病复发的征兆，仅靠贴膏药是行不通的，如果不及时就医，可能错过最佳治疗期造成关节畸形的发生和发展。

参考文献

菲尔斯坦，2011. 凯利风湿病学：第8版[M]. 栗占国，唐福林，译. 北京：北京大学医学出版社.

姜平，魏凯，金晔华，等，2021. 浅谈强直性脊柱炎相关生物制剂治疗进展[J]. 风湿病与关节炎，10（07）：60-64，69.

栗占国，陈适，2008. 临床风湿病手册[M]. 北京：人民卫生出版社.

刘金星，胡琼，张虹，2018. 中医疗法治疗足跟痛的研究进展[J]. 世界最新医学信息文摘，18（88）：86-87，90.

娄玉钤，2003. 风湿病诊断治疗学[M]. 郑州：郑州大学出版社.

仇维彬，安阳，刘灿，等，2021. 强直性脊柱炎中医治疗概况及优势[J]. 风湿病与关节炎（07）：44-46，55.

王承德，沈丕安，胡荫奇，2009. 实用中医风湿病学：第2版[M]. 北京：人民卫生出版社.

徐军，2015. 强直性脊柱炎防治问答[M]. 北京：金盾出版社.

徐卫东，蔡青，2019. 强直性脊柱炎百问[M]. 上海：同济大学出版社.

张帆，刘健，端淑杰，等，2015. 强直性脊柱炎中医外治法研究进展[J]. 中国临床保健杂志（06）：665-668.